ÉTUDES

SUR LA

PARALYSIE FACIALE PÉRIPHÉRIQUE

PAR

Le Docteur G. DESPAIGNE

Ancien interne des Hôpitaux de Paris
Médaille de bronze de l'Assistance publique
Membre de la Société anatomique

———— ◆ ◆ ————

PARIS

G. STEINHEIL, ÉDITEUR

2, RUE CASIMIR-DELAVIGNE, 2

—

1888

ÉTUDES

SUR LA

PARALYSIE FACIALE PÉRIPHÉRIQUE

IMPRIMERIE LEMALE ET Cⁱᵉ, HAVRE

ÉTUDES

SUR LA

PARALYSIE FACIALE PÉRIPHÉRIQUE

PAR

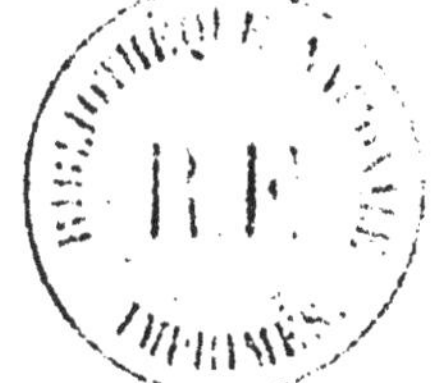

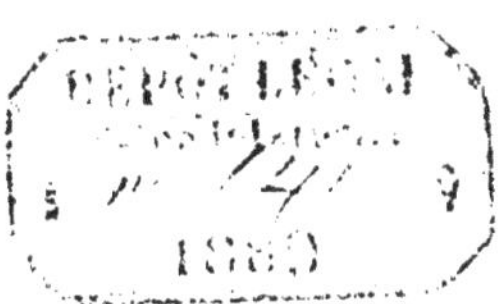

Le Docteur G. DESPAIGNE

Ancien interne des Hôpitaux de Paris
Médaille de bronze de l'Assistance publique
Membre de la Société anatomique

PARIS

G. STEINHEIL, ÉDITEUR

2, RUE CASIMIR-DELAVIGNE, 2

1888

AVANT-PROPOS

Au moment de finir nos études médicales nous nous faisons un devoir en même temps qu'un plaisir de remercier ceux qui nous ont guidé et conseillé.

Nous adressons nos remerciements à nos maîtres :

M. le Prof. Richet (externat 1882) qui nous a montré les traditions de l'antique chirurgie française ;

MM. Constantin Paul et Bucquoy qui ont guidé nos premiers pas dans la clinique médicale. Nous garderons toujours le souvenir des deux bonnes années que nous avons passées à Lariboisière et Cochin (externat 1883 et 1884).

MM. Balzer et Faisans à St-Louis, internat provisoire, 1885.

MM. Letulle, Brault et Chantemesse, internat provisoire à l'Hôtel-Dieu annexe et à St-Antoine qui nous ont fait comprendre et apprécier les progrès de la médecine nouvelle.

M. le Prof. Grancher dont l'accueil si bienveillant nous a fait regretter que le temps passé avec lui aux Enfants-Malades ait été si court (internat provisoire 1886).

MM. Cruveilhier et B. Anger à l'hôpital Beaujon ; M. Quénu qui nous a infusé les saines et rigoureuses méthodes de l'antisepsie chirurgicale. Internat 1884.

Que M. le Dr Féréol veuille bien accepter nos sentiments de gratitude pour la confiance qu'il nous a témoignée et pour la bonne année d'internat qu'il vient de nous faire passer à la Charité.

Nous remercions également les Drs Berger, Bazy, Richelot, Chauffard, Comby, Gaucher et Moizard que nous avons connus pendant qu'ils remplaçaient nos chefs de service ; et nos collègues d'internat Gibotteau, Mussy et Dutil qui nous ont aidé par leur connaissance de la langue allemande.

Nous sentons le devoir d'exprimer encore à M. Letulle la place à part que nous lui gardons pour la bienveillance et la bonté toutes spéciales qu'il a toujours voulu nous témoigner, et pour le dévouement qu'il nous a montré dans des circonstances bien douloureuses pour nous. Il nous a communiqué généreusement les observations nombreuses qu'il avait recueillies pour deux mémoires qui sont restés inédits, l'un sur les troubles de la sensibilité dans la paralysie faciale, et l'autre sur les paralysies accompagnant les zonas.

C'est en partie avec ces documents précieux et ses conseils que nous avons pu entreprendre ce travail. Nous le lui dédions spécialement.

ÉTUDES

SUR LA

PARALYSIE FACIALE PÉRIPHÉRIQUE

Introduction.

La paralysie d'une moitié de la face et la déformation
choquante des traits qui en résulte, ne pouvaient échap-
per aux observateurs anciens, d'autant plus que sa fréquence est grande. Mais, dépourvus de notions anatomiques et surtout physiologiques précises sur l'innervation
de la face, ils ne pouvaient aller bien loin dans son étude ;
aussi ne trouve-t-on chez eux que des mentions insuffi-
santes et des interprétations fausses sur ce qu'ils appe-
laient distortio oris. Ce n'est que lorsque Charles Bell (1)
et John Shaw eurent fait connaître en 1825 les effets de
la section de la septième paire qu'on est entré dans une
phase d'études fructueuses. Les effets de la section et de
l'excitation du nerf facial montrèrent aux physiologistes
tels que Longet et Claude Bernard qu'il était purement
moteur et qu'il présidait aux mouvements de tous les

____

(1) Cn. BELL. *The Nervous System of the human body.*

muscles sous-cutanés du crâne et de la face, sauf le masséter et le temporal. Ces recherches montrèrent également
ment que le trijumeau est le nerf sensitif de toutes les parties de la tête situées au-devant d'un plan transversal
mené par les deux oreilles.

C'est aux nombreuses anastomoses entre ses rameaux
terminaux et ceux du trijumeau que le facial doit sa sensibilité récurrente très développée. L'anastomose du
pneumogastrique y contribue aussi un peu. Cet échange
intime de filets nerveux dans une région où la sensibilité
est très développée et où les muscles sous-cutanés de
l'expression sont richement innervés et pourvus également
de filets sensitifs, fait comprendre la synergie fonctionnelle qui existe entre les cinquième et septième paires.

Charles Bell avait non seulement montré les fonctions
du facial, mais décrit magistralement les symptômes de
la paralysie faciale. Alors paraissent à Paris les thèses
de Descot, Pichonnière, et surtout celles de Mon-
tault (1831) et de Bottu-Desmortiers. Mais c'est surtout
P. H. Bérard (1) qui en fit la meilleure étude et en laissa
une description classique encore aujourd'hui. On vit qu'il
y a deux grandes classes d'hémiplégies faciales, les unes
dues à une altération quelconque du nerf facial dans son
trajet, les autres produites par une lésion cérébrale. Les
premières portant sur toute la moitié correspondante de
la face, les secondes sur sa partie inférieure seulement
et accompagnées presque toujours d'une paralysie des
membres du même côté.

Pour Bérard en outre, lorsque la paralysie n'est produite ni par une compression, ni un traumatisme du nerf
c'est le froid qui en est la cause dominante, et la paralysie
est rhumatismale selon l'expression du temps. Le premier

(1) BÉRARD. Article Face du *Dictionnaire en 30 vol.*, t. XII.

Il essaie d'en donner une explication qui subsiste encore de nos jours, c'est celle de l'étranglement du nerf dans son canal osseux inextensible. Ce qui le prouve c'est la douleur à la pression au niveau du trou stylo-mastoïdien son point d'émergence.

Plus tard la paralysie du voile du palais et la déviation de la langue, l'exaltation de l'ouïe (Roux, Landouzy), les troubles, du goût sont décrits.

Duchenne, de Boulogne, établit les règles du traitement par l'électricité ; et d'après la réaction électrique des muscles il divise la paralysie faciale en deux formes, l'une légère, l'autre grave, celle-ci pouvant se terminer par contracture.

Il contribua avec Gubler à la connaissance des paralysies alternes des membres d'un côté du corps et du facial périphérique opposé, paralysies produites par une lésion protubérantielle. Il montre que la destruction des noyaux du facial donne lieu à une paralysie d'apparence périphérique. On lui doit en outre la connaissance de ces trois faits, à savoir, la persistance de la contractilité faradique, des mouvements réflexes et des mouvements associés dans la paralysie centrale.

Il reconnut également ce que Duplay père avait annoncé déjà, c'est que l'orbiculaire des paupières peut-être également paralysé dans les hémiplégies de cause cérébrale ; et c'est dans ces cas qu'il fit voir l'importance des autres signes différentiels énumérés plus haut.

Duchenne, de Boulogne, avait inauguré l'étude vraiment scientifique de cette paralysie. Après lui, Vulpian en France, Baierlacher, Erb et Eulenburg en Allemagne, étudient les réactions électriques, la diminution et la disparition de la contractilité faradique d'une part, et la modification qualitative et quantitative de l'excitabilité galvanique, avec réaction différente du nerf et du muscle,

d'autre part; ensemble de signes qui constitue la réaction
de dégénérescence importante au point de vue pronostique.
Vulpian et Erb suppléent à l'insuffisance de preuves
anatomiques (les seuls nerfs faciaux examinés provenant
de malades morts de carie du rocher), par des arrache-
ments, des écrasements ou des sections du nerf facial
chez les animaux. L'identité des phénomènes observés
chez l'homme et l'animal est établie. Vulpian montre que
les muscles de l'animal, mis a nu et excités directement,
répondent à l'électricité, faiblement il est vrai, quand à
travers la peau on n'obtenait aucune contraction. Chez un
lapin mort cinquante jours après l'arrachement du nerf,
il trouve celui-ci grisâtre, deux fois plus gros que l'autre
et difficile à dilacérer. A l'examen histologique, le tissu
connectif interfasciculaire est plus abondant, la myéline
fragmentée, les filaments axiles conservés mais fragiles.
Ces lésions se poursuivent sur les rameaux du nerf. Les
muscles sont moins volumineux, moins colorés, les fais-
ceaux sont plus grêles, mais non envahis par la graisse,
les noyaux du sarcolemme plus abondants. Cette altération musculaire a été trouvée identique chez l'homme. On
peut penser alors que l'altération nerveuse chez l'homme
est analogue dans les cas de paralysie rhumatismale grave.

M. Straus (1879) décrit le retard de la réaction sudorale à la pilocarpine dans les formes graves de paralysie
périphérique. Ce retard n'existe pas pour les paralysies
centrales.

Les règles du traitement électrique sont données par
Duchenne et par M. Onimus. M. Constantin Paul emploie
les courants faradiques pour les formes bénignes, galvaniques pour les formes graves.

La paralysie de la face semblait donc être fixée dans
tous ses points importants. Plusieurs auteurs étaient bien
revenus à plusieurs reprises sur la fréquence plus grande

qu'on ne l'admettait autrefois des paralysies de l'orbiculaire dans l'hémiplégie de cause cérébrale. Aux faits déjà
anciens on a ajouté aussi bien d'autres cas d'hémiplégie
de cause corticale isolée ou associée; le centre cortical
des mouvements de la partie inférieure de la face semblant être situé dans le tiers inférieur des circonvolu-
tions ascendantes et plus spécialement de la frontale
ascendante, au voisinage de la scissure de Sylvius.

Todd avait déjà signalé l'immunité presque absolue des muscles de la face dans l'hémiplégie hystérique.
M. Charcot dans son enseignement, s'est attaché à confir-
mer ce fait. Bien plus, lui-même en 1886 et ses élèves
Brissaud et Marie, en 1887 ont montré que dans certains
cas où il semblait exister une déviation de la face du
même côté ou du côté opposé de la paralysie des membres,
on avait affaire non pas à une paralysie vraie du
facial inférieur, mais à une contracture des lèvres et de la
langue du côté opposé ou du même côté. C'est ce qu'ils
appellent l'hémispasme glosso-labié. Quand la contracture était du même côté que l'hémiplégie, et qu'il existait
comme il arrive presque toujours une hémianesthésie
sensitivo-sensorielle on n'hésitait pas à considérer ce fait
comme une hémiplégie alterne produite par une tumeur
cérébrale par exemple. L'apoplexie de nature hystérique
(Debove, Achard), inconnue alors, venait souvent donner
son appoint dans le diagnostic erroné. En dehors des cas
de lésion grave, bulbo-protubérantielle, on a vu des paralysies totales du facial accompagner certaines paralysies
nucléaires des muscles de l'œil, notamment dans le goitre
exophtalmique (G. Ballet), ce qui peut faire penser que
certaines paralysies faciales isolées et attribuées jusqu'ici
à une altération du nerf lui-même, n'ont peut-être pas
d'autre cause.

Pour ce qui est de la paralysie périphérique, qui nous

intéresse le plus, la revision a porté sur bien des points dans ces dernières années. Certains faits ont prouvé que la réaction de dégénérescence n'a pas la valeur absolue que l'on a voulu lui donner; ainsi des malades qui présentaient sa forme grave ont guéri dans un bref délai; d'autres, au contraire, dont les muscles avaient toujours réagi à l'électricité faradique ont vu persister leur difformité (Brenner, Grasset, Déjerine) (1).

Dans le fait de M. Déjerine, la paralysie complète durait depuis plusieurs mois avec une altération insignifiante des réactions électriques. Le malade étant mort, l'autopsie montra l'intégrité de la majorité des tubes nerveux, rendant compte du peu d'altération de la contractilité électrique, mais n'expliquant en rien l'intensité de la paralysie.

Dans d'autres faits curieux, tels que ceux de Bernhardt, cette action existait dans l'une des deux branches terminales de la septième paire, tandis que la contractilité des muscles innervés par l'autre était intacte. Pour ce qui est de la réaction sudorale à la pilocarpine dans les formes graves M. Jaccoud (2), a montré des faits semblables à un des cas de Bloch (3), dans lesquels au lieu du retard, il y avait exagération de la sudation et apparition plus rapide du côté paralysé. Ces malades avaient tous une carie du rocher, M. Jaccoud pense que la réaction de M. Straus n'a de valeur que dans la forme grave de la paralysie dite a frigore. Il émet l'hypothèse que les filets excito-sudoraux que le facial reçoit du grand sympathique cervical lui parviennent après sa sortie du rocher; ils passeraient peut-être alors par le rameau anastomotique

(1) Déjerine. *Société de biologie*, 9 a... 1884.
(2) Jaccoud. *Leçons de clin. médic. à l'hôpital de la Pitié*, 1885-86.
(3) Bloch. Th., Paris, 1880.

du glosso-pharyngien qui se réunit au facial au niveau de sa sortie du trou stylo-mastoïdien. M. Testaz (1) étudie les phénomènes douloureux qui accompagnent quelquefois les paralysies de la septième paire et veut leur donner une importance pronostique considérable. M. Roulland (2) reprend l'étude de la paralysie chez les nouveau-nés, laquelle avait été déjà décrite par Landouzy en 1839. Henoch et Stephen donnent chacun un cas de paralysie congénitale vraie et persistante.

Toutes ces revisions sont très intéressantes; mais aucune n'atteint l'importance des deux mémoires de M. Neumann qui viennent bouleverser les idées reçues sur l'étiologie de la paralysie faciale périphérique dite a frigore. Il montre par des observations nombreuses que dans tous les cas qui ne peuvent être attribués à une lésion matérielle du nerf par tumeur, syphilome, traumatisme, dans tous ces cas la prédisposition nerveuse domine. Pour lui, le refroidissement, quand il est réel, ne joue que le rôle d'une cause occasionnelle en tombant sur un terrain préparé. En somme la paralysie faciale prend rang parmi les maladies nerveuses. M. Charcot donne à M. Neumann l'appui de son autorité et vulgarise cette nouveauté pathologique dans ses cliniques de la Salpêtrière. Tel est en gros le bilan de la paralysie faciale à l'heure actuelle. On voit qu'il est considérable.

(1) Testaz. Th., Paris, 1887.
(2) Roulland. Th., Paris, 1887.

Division du sujet.

Quant à nous, nous nous proposons de contribuer à la démonstration de la prédisposition nerveuse ou arthritique dans un grand nombre de paralysies faciales. Mais, en outre, croyant voir certaines caractéristiques dans cette paralysie chez des ataxiques, ayant en plus des observations de zonas et de troubles infectieux coïncidant avec des paralysies faciales (qui par conséquent sortent du cadre de la paralysie a frigore ordinaire), nous avons pensé utile pour appuyer notre manière de voir de grouper les faits analogues que nous avons trouvés dans la littérature médicale. Nous consacrons à cela la première partie de notre thèse. — De plus nos observations étant riches en troubles de la sensibilité nous en ferons une étude spéciale. Ce sera notre deuxième partie.

Notre travail ne porte donc pas sur un point spécial de la paralysie faciale, mais sur plusieurs points isolés. On pourra donc nous reprocher à juste titre le manque de lien entre les diverses parties. Nous prions de nous excuser, n'ayant d'autre intention que d'utiliser des faits que nous avons rassemblés et dont quelques-uns nous ont paru dignes d'intérêt.

PREMIÈRE PARTIE

ÉTIOLOGIE. — SÉMÉIOTIQUE. — PATHOGÉNIE

CHAPITRE PREMIER

Étiologie.

On peut dire que depuis Bell jusqu'à l'heure actuelle,
il n'y avait pas en médecine de cause plus accréditée que
celle qui attribuait au froid le rôle essentiel et presque
unique dans le développement de la paralysie faciale.
Presque tous les cas dans lesquels on pouvait éliminer
soit une tumeur cérébrale, soit une lésion spontanée ou
traumatique du rocher ou des oreilles moyenne et interne,
soit un néoplasme ou un traumatisme portant sur le tronc
du facial dans la loge parotidienne, presque tous ces cas
étaient attribués à un refroidissement. On en citait quelques-uns dans lesquels après une émotion morale vive
et subite ou un choc nerveux la paralysie se montrait ;
tel ce cas bien connu de Trousseau où elle apparut chez
un individu à côté duquel la foudre venait de tomber, et
le cas de Bellingeri après une frayeur causée par la vue
d'un homme épileptique. On trouverait facilement d'autres

exemples analogues dans les auteurs, et cette cause paraît bien établie. M. Charcot en a rapporté un plus ancien et qui mérite d'être mentionné, car il se trouve dans le mémoire même de Ch. Bell; c'est celui d'un cocher qui en voulant arrêter ses chevaux et sautant à leur tête fut renversé, heurtant contre le sol son coude et sa hanche du côté droit. Il n'avait reçu aucune blessure à la tête ; cependant trois heures après il fut atteint d'une paralysie faciale qui durait encore deux mois plus tard. D'autres causes sont mentionnées et on ne leur accorde qu'une créance limitée ; telles la rétrocession de dartres (Ch. Bell ou la coïncidence avec les règles. Dans quelques cas on note expressément que la paralysie est survenue d'une façon toute spontanée, sans aucune cause appréciable. Lorsqu'il y a eu une cause manifeste, la paralysie l'a suivie plus ou moins rapidement, quelquefois d'une manière presque subite, d'autrefois au bout de quelques heures ou de quelquesjours même. Bérard et Grisolle ont noté alors mais exceptionnellement, des phénomènes généraux, céphalalgie avec fièvre, et léger gonflement de la région parotidienne ; telle est la manière dont on a envisagé la question de l'étiologie de la paralysie faciale.

Cependant quelques médecins étaient venus dire que dans bien des cas qui paraissent être dus au refroidissement, celui-ci avait pu produire une légère otite se manifestant par des douleurs d'oreille, une diminution marquée de l'acuité auditive avec bourdonnements. Bien plus, Deleau, en 1857, lisait un mémoire à l'Académie de médecine où il soutenait que la paralysie essentielle du nerf facial est très rare et que la plupart des cas qu'on qualifiait de la sorte sont dus à des lésions légères de l'oreille qui passeraient inaperçues, l'hyperacousie étant pour lui un symptôme d'otite interne. Le nerf facial, lui, s'enflammait par contiguïté. Roche était encore plus radical (1858) :

la paralysie n'était jamais rhumatismale, et tous les cas qu'on rapportait à cette cause étaient dus à une lésion anatomique de l'oreille interne.

L'exagération manifeste dans laquelle tombaient ces deux observateurs prouve seulement l'importance des lésions de l'oreille dans l'étiologie de cette paralysie. On peut cependant retenir de cela qu'il faut examiner avec le plus grand soin la fonction auditive. Nous sommes persuadés qu'il existe une légère otite dans bien des cas ; on trouve une diminution de l'ouïe, elle persiste plus ou moins et disparaît en même temps ou avant la paralysie ; et ces faits sont classés sous la rubrique d'hémiplégie faciale a frigore, surtout si le malade s'est refroidi, alors que le froid n'a agi que d'une façon indirecte en développant une otite. La propagation s'est faite au nerf facial, qui n'est séparé de la caisse du tympan que par une paroi osseuse d'une minceur extrême. Une conclusion à tirer de ces faits, c'est qu'il serait à désirer qu'en pareil cas on examinât l'oreille moyenne.

A côté de la paralysie faciale a frigore, on n'admettait sans conteste dans l'ordre des maladies infectieuses que la diphtérie, qui s'accompagne fréquemment de paralysies, lesquelles portent quelquefois sur la face. Le rôle de la syphilis est moins universellement admis. Celui des intoxications est encore moins connu.

Les considérations dans lesquelles nous sommes entrés paraîtront peut-être un peu longues. Nous avons tenu à montrer combien cette question est délicate, et qu'en dehors des grosses lésions matérielles du nerf, il est encore des cas que l'on doit retrancher de la paralysie faciale a frigore telle qu'on la comprend en général.

En fait de *prédisposition*, nous ne trouvons noté dans les auteurs un peu anciens que celle due au tempérament rhumatismal, distingué du mot rhumatismal comme synonyme de a frigore ; encore est-ce une simple mention que Grisolle en fait dans son traité de Pathologie.

Il faut dire cependant que dès 1871 (1) Eulenburg dit que l'existence d'une paralysie rhumatismale peut être favorisée par une certaine *prédisposition*. Il fait valoir pour cela la récidive chez certains individus et l'immunité des autres personnes qui se sont exposées impunément aux mêmes causes.

Möbius (2) parle également dans le même sens. Pour les auteurs allemands il y a une *prédisposition* spéciale, voilà tout.

M. E. Neumann (3) est autrement précis et affirmatif. Il s'appuie dans ses deux mémoires successifs, sur un nombre de faits respectable déjà, 41 cas, pour conclure au rôle de la *prédiposition nerveuse* dans l'étiologie de la paralysie faciale dite a frigore. On le voit, sa formule est bien plus compréhensive et cadre avec ce que l'ol servation a montré pour les maladies nerveuses en général.

Hérédité nerveuse. — L'influence de l'hérédité nerveuse est en effet, indiquée depuis longtemps. Trousseau en parle souvent, et il montre l'hérédité d'une même maladie, l'épilepsie par exemple, ou bien l'existence d'une autre maladie dans les antécédents héréditaires ; c'est ce qu'il appelle la « transformation » d'une maladie nerveuse en une autre. Les aliénistes de leur côté ont depuis longtemps étudié l'hérédité des psychopathies. Mais c'est surtout grâce aux travaux de MM. Charcot,

(1) EULENBURG. *Lehrbuch der fonctionellen Nervenkrankheiten*, p. 506, 507, Berlin, 1871.

(2) MOEBIUS. Ueber Recidivirende Facialislähmung. *Erlenmeyer's Cenralblatt für Nervenheilkunde*, 1886.

(3) E. NEUMANN. *Archives de neurologie*, n° 40, 1887, et n° 45, 1888,

Féré (1) et Déjerine (2) que ces faits ont été réunis dans des études d'ensemble avec une rigueur toute scientifique. On y voit se succéder ou s'associer toute la série des maladies nerveuses, depuis la neurasthénie simple qui en est en quelque sorte la graine, en passant par les névroses convulsives, puis les maladies à localisations cérébro-spinales systématiques ou diffuses. Il en est de même pour les vésanies, puis pour tous ces états de perversion, de déséquilibre des facultés intellectuelles et morales qui constituent le grand groupe des Dégénérés de Morel, depuis le Dégénéré supérieur jusqu'à l'Idiot, en passant par les Débiles et les Imbéciles. De plus à côté des stigmates psychiques ils décrivent avec soin les stigmates physiques.

MM. Bouchard, Charcot, Déjerine ont de plus montré les relations qu'il y a entre les maladies du système nerveux et celles qui sont dues au ralentissement de la nutrition : goutte, diabète, obésité, lithiases urique et biliaire, etc. La parenté et les affinités morbides sont si étroites entre elles qu'on peut les réunir dans la même classe et appeler ce tout la famille arthritico-nerveuse. De même que les observations sur une famille de malades nous montrent les maladies arthritiques s'associant, se succédant ou alternant les unes avec les autres, de même les voit-on, dans d'autres familles, s'associer, se succéder ou alterner avec les maladies du système nerveux.

Les deux tableaux que M. Déjerine (3) rapporte dans sa thèse et qui sont dus à M. Bouchard, sont des plus intéressants à cet égard.

Nous nous permettons de copier les antécédents de

(1) FÉRÉ. La famille neuropathique. *Archives. neurol.*, 1884.
(2) DÉJERINE. Th. agr.,
(3) DÉJERINE. Thèse agrégation, 1886, p. 241.

deux malades de M. Neumann, et de les donner comme
exemple.

Les voici :

OBSERVATION XVII (2° mémoire)

Th..., charcutier, dix-sept ans. Paralysie faciale
droite.

Antécédents héréditaires. — Grand-père paternel mort
d'hémorrhagie cérébrale, a souvent eu des poussées
d'eczéma à la face ; une tante paternelle est atteinte de
rhumatisme noueux. Mère nerveuse, souffre fréquemment de maux de tête et de douleurs névralgiques dans
la figure ; une sœur du malade est hystérique, une autre
rhumatisante.

Antécédents personnels. — Depuis deux ans, poussées
d'eczéma à la jambe gauche.

Impressionnabilité très vive.

La paralysie est survenue sans cause apparente.

OBSERVATION XVIII (2° mémoire).

M. Louise, 28 ans, paralysie faciale droite sans cause
appréciable, survenue le matin au réveil.

Antécédents de famille. — Grand-père paternel goutteux ; père également goutteux ; un oncle paternel rhumatisant, un autre oncle paternel diabétique ; mère rhumatisante, une tante maternelle migraineuse, une autre
tante du côté de la mère atteinte d'eczéma chronique.

Antécédents personnels. — Très impressionnable,
s'emporte facilement ; convulsions dans l'enfance, névralgies faciales fréquentes.

Parmi les névropathes qui n'ont pas d'hérédité neuro-arthritique, on admet que certains d'entre eux peuvent être des névropathes congénitaux par maladie intra-utérine, ou qu'ils portent en eux la marque d'un état passager de l'un de leurs générateurs, tels que l'ivresse.

Ceux qui étaient tout à fait sains auparavant peuvent par le surmenage, les excès de travail ou de plaisir, les chagrins prolongés, acquérir la prédisposition qu'ils ne possédaient pas originellement et créer dans leur système nerveux un locus minoris resistentiæ.

Prédisposition. — L'hérédité admise comme cause essentielle des maladies nerveuses, nous allons l'examiner dans la paralysie faciale. Mais auparavant quel est le rôle et la valeur des causes que l'on a admises jusqu'ici pour sa genèse? D'après M. Neumann le refroidissement lui-même ne joue que le rôle d'une cause occasionnelle. D'abord il manque assez souvent; puis les malades peuvent l'invoquer sans qu'il ait existé réellement, par cette habitude de faire de la pathogénie, si ancrée chez beaucoup d'entre eux, qu'ils arrivent à se persuader qu'une cause que l'opinion publique accorde à telle affection leur est effectivement applicable. Il faut dire aussi que dans bien des observations le froid est mentionné sur le seul dire du malade; et on n'y attache pas plus d'importance. Ces réserves faites, on doit néanmoins reconnaître que le refroidissement existe au moins dans la moitié des cas; souvent même il a été intense et est survenu dans des circonstances presque toujours identiques, en voyage par exemple : une fenêtre de wagon est restée longtemps ouverte et le froid a exercé son action sur le côté même qui va se paralyser. C'est bien une cause occasionnelle, mais elle est puissante.

En outre l'hérédité nerveuse est quelquefois difficile à démontrer, soit par l'ignorance réelle des malades qui ne peuvent souvent fournir des renseignements suffisants

sur leur propre compte et encore moins sur leurs parents ;
soit, ce qui arrive surtout dans la classe aisée, par la
fausse honte qu'ils ont à faire l'aveu d'une tare héréditaire
dans leur famille, surtout en ce qui touche les affections
mentales.

En ce qui regarde la prédisposition, on peut classer les
faits en plusieurs catégories ; d'abord ceux où les antécédents personnels ou héréditaires sont presque nuls ou
peu marqués ; puis une autre série de cas plus probants
montrant dans une même famille un nombre considérable d'affections nerveuses.

Voyons ce que donne l'analyse des antécédents personnels dans 18 faits empruntés à MM. Neumann et Junin (1)
qui, lui aussi, a écrit sur ce sujet.

Le nervosisme simple a été mentionné 22 fois ; on dit
simplement que le malade est nerveux ou impressionnable
à l'excès. Ces malades ont souvent des névralgies faciales,
quelquefois des sciatiques ou des névralgies vagues ; ou
ils sont sujets à des céphalalgies.

Voici sous forme de tableau les autres faits relevés.

Migraines	9
Hypochondrie	2
Convulsions dans l'enfance	9
Hystérie	6
Hystéro-épilepsie	1
Tic	1
Bégalement	1
Excès	3
Chagrins prolongés	1
Tabes	2
Eczéma	8
Diabète	1
Rhumatisme art. aigu	1

(1) Junin. Th., Paris, 1887.

Voici maintenant le relevé des faits que nous constatons chez les ascendants et collatéraux de ces 18 malades.

Nervosisme simple	19
Migraine	5
Névralgies	6
Hystérie	9
Épilepsie	5
Maladies nerveuses non classées	5
Suicide	3
Vésanies	13
Convulsions infantiles	1
Paralysie générale	5
Ataxie	4
Paraplégie	2
Hémiplégie	10
Paralysie agitante	1
Chorée	7
Crampe des écrivains	1
Tic convulsif	1
Paralysie infantile	1
Goutte	2
Diabète	8
Rhumatisme	6
Eczéma	2
Bec-de-lièvre	1
Consanguinité	1

Chez leurs descendants :

Convulsions infantiles	3
Paralysie infantile	1
Chorée	1
Ataxie	1
Vésanie	1

Il nous semble que ces tableaux sont bien probants.

Quant à nous, sur 20 observations, la plupart inédites,

où nous avons des renseignements sur l'hérédité, nous trouvons.

1° Dans les antécédents personnels :

Nervosisme simple	8
Hystérie	2
Hystéro-épilepsie	1
Perversion du sens génital	1
Convulsions dans l'enfance	1
Mélancolie	1
Ataxie	1
Chagrins, surmenage	5
Migraine	1
Eczéma	2
Asthme	1
Rhumatisme	3
Diabète	1
Goutte	1
Lithiase urique	1
Saturnisme (1)	1

Dans les antécédents héréditaires, nous retrouvons de même le nervosisme, l'aliénation mentale, l'hystérie, l'hémiplégie, la diabète, la goutte, l'obésité, le rhumatisme, l'angine de poitrine, etc. Nous n'avons pas voulu faire encore un autre tableau, il suffit de lire les antécédents qui sont au début de chacune de nos observations pour en voir le détail et les associations dans chaque cas particulier.

Ces 20 cas additionnés aux 41 de la première série nous donnent un total de 61 cas bien observés au point de vue des antécédents.

Parmi les cas que nous possédons, nous donnons celui

(1) Si nous relevons plusieurs points dans les antécédents d'un même malade, ils sont notés à part, ce qui explique le total plus grand que le nombre de cas. Il serait peut-être plus rigoureux de réunir pour chaque cas tout ce qu'on a trouvé.

do M⁰⁰ E., dont nous avons pu prendre les antécédents avec toute la précision désirable.

OBSERVATION

M⁰⁰ E., 28 ans, a eu à l'âge de 22 ans une paralysie droite (bouche déviée, ne pouvait fermer son œil droit, larmoiement). Guérison en six semaines. Ne se rappelle pas avoir eu froid.

Antécédents personnels. — Très nerveuse, colères violentes dans lesquelles rien ne la retient, mélancolie. Accès de migraine fréquents. Obésité considérable depuis sa deuxième enfance. Depuis, elle a eu une attaque de rhumatisme subaigu.

Antécédents héréditaires :

Du côté paternel. — Père chauve à vingt-cinq ans ; taches de vitiligo, mort d'hémorrhagie cérébrale vers les 60 ans. Il avait 4 frères, l'un avait des attaques d'asthme dès son adolescence, il est mort d'hémorrhagie cérébrale à 62 ans ; un autre est mort à 40 ans à la suite d'une longue maladie nerveuse ; il était devenu aveugle, un autre, obésité extrême, mort d'hépatite des pays chauds. Le dernier s'est suicidé sans motif appréciable, il était hypochondriaque. Grand-père paternel mort de pneumonie à plus de 80 ans. Grand'mère paternelle, rhumatisme chronique, morte âgée.

Du côté maternel. — Mère, rhumatisme noueux, faiblesse de caractère.

Grand-père maternel. Délire des grandeurs. Mort paralysé. Deux tantes maternelles mortes de tuberculose pulmonaire. Un oncle original, violent. Un autre aliéné.

Une cousine de la mère morte aliénée; une autre cousine, délire religieux, ou folie puerpérale.

La malade a une sœur et trois frères.

La sœur est hystérique, migraineuse; elle a de l'arthrite sèche.

Ses trois frères sont devenus complètement chauves à 24 ans environ.

L'aîné est bien portant; le cadet est très nerveux, très emporté, il a eu des accès d'œsophagisme à plusieurs reprises; le plus jeune est hystérique, sensation de boule, pleurs, hypochondriaque et spermatorrhéique, a passé trois mois dans un asile.

Du côté paternel, cousins nerveux, asthmatiques, eczémateux, hémorrhoïdaires, diabétiques, albuminuriques, rhumatisants. L'un d'eux se suicide à 20 ans.

Récidive. — Nous avons déjà dit qu'un des points les plus intéressants pour démontrer la *prédisposition* était la récidive simple ou multipliée de la paralysie faciale.

Voici ceux que nous avons trouvés dans les auteurs :

1. OBSERVATION XII du 1ᵉʳ mémoire de Neumann : récidive du même côté, vingt-quatre ans plus tard.

2. OBS. XV, id., trois paralysies en trois ans, droite, gauche et droite.

3. OBS. XIII du 2ᵉ mém., id., récidive à 15 ans de distance, du côté opposé.

4. M. Charcot (1) a cité le cas d'une femme qui a eu jusqu'à 4 paralysies.

5. OBS. XIV du 2ᵉ mémoire, id., une récidive.

6-7-8. Möbius (2) rapporte trois faits de récidive; un malade a eu quatre paralysies.

---

(1) NEUMANN, 2ᵉ mémoire, p. 11.
(2) MOEBIUS, *Med. Jahrb. t. CCVII. Id. Centralbl. f. Nervenheilk*, 1886.

9. Eulenburg, cité par Eichhorst et Bernhardt (1), parlent d'un paysan qui eut cinq paralysies faciales, deux du
côté droit et trois à gauche.

10. Obs. XIV de la thèse de Junin. Malade de Charcot,
a trois paralysies faciales en six ans. Plus tard, cette
malade devient diabétique et a un ramollissement cérébral.

11. Constantin Paul, *loc. cit.*, obs. VII. Récidive trois
ans après, du même côté.

12. Erdman (2). Récidive au bout d'un an.

13-14. Bernhardt en cite deux cas.

15. Ricard Jorge (3). 3 paralysies en 3 ans, du même
côté, de forme lente et grave, à caractères anormaux.

Nous réunissons donc quinze cas de récidive double ou
triple. Un malade a eu même cinq paralysies, celui d'Eulenburg.

Hérédité similaire. — Arrivons enfin aux faits plus
probants encore, où l'on retrouve dans l'hérédité la paralysie faciale elle-même. Nous avons cru devoir décrire à
la suite les cas où la paralysie faciale était constatée,
non pas chez les ascendants seulement, mais chez des
frères.

Voici, sous forme de tableau généalogique, l'histoire
d'une famille israélite, rapportée par M. Charcot dans ses
leçons à la Salpêtrière. On y voit la paralysie faciale se
montrant dans trois générations successives.

(1) BERNHARDT. *Beiträge zur pathologie der sogenannten refrigeratorischen facialislähmung. Berliner Kl. Woch.*, n° 19, 1883.

(2) ERDMANN. *Beiträge zur Electrotherapie fur Klinische medizin,*
t. III, p. 323, 1887.

(3) Cité par JUNIN, p. 42.

1. *Sœur, paral. fac.* *Sœur, paral. fac.* *Sœur, paral. fac.*
   fille rien   fils ataxique et
                   paral. fac.

Fille, chorée et paral. faciale.

La dernière personne de cette série accumulait encore l'hérédité de sa famille, étant issue d'un mariage entre cousins germains.

2. M. Neumann dans son premier mémoire donne l'observation de deux frères et d'une sœur ayant eu la paralysie faciale; un des frères a même récidivé Obs. X, XI, XII. — Un de ces malades avait été soigné par M. Letulle; son histoire détaillée fait le sujet de notre observation XIII. M. Letulle nous dit qu'ils étaient également israélites.

Ces faits sont intéressants; M. Charcot a montré en effet la prédisposition exceptionnelle de la race juive pour les maladies nerveuses. On pourrait l'expliquer par l'hérédité accumulée, les israélites se mariant presque toujours entre eux, et fréquemment entre parents.

Ces deux observations nous dispenseraient d'en ajouter d'autres; nous mentionnerons cependant toutes celles que nous avons relevées dans les auteurs.

3. Duchenne, de Boulogne (1), parle de deux sœurs atteintes de paralysie faciale du même côté.

4. Malade de M. Charcot (2); sa mère avait eu une paralysie faciale.

Bernhardt (3) cite les trois cas suivants:

5. Famille N. : un frère, puis une sœur.

6. Famille L. : deux frères.

7. Famille M. : Un individu a une paralysie faciale; sa

(1) DUCHENNE. *Électr. localis.* Obs. CLXXIII, p. 863.
(2) *Policlinique* du 10 avril 1888.
(3) BERNHARDT. *Loc. cit.*

sœur est folle, et le fils de cette sœur a également une paralysie faciale.

Ce qui fait sept familles où l'on retrouve la paralysie faciale comme maladie des ascendants, des descendants et des frères.

Avec l'hérédité similaire de la paralysie faciale, nous terminons ce que nous voulions prouver, c'est-à-dire le rôle de la prédisposition nerveuse dans l'étiologie de celle-ci. Nous n'avons eu qu'un désir, c'était de contribuer à répandre un fait qui nous a paru vrai et dont la démonstration appartient à M. E. Neumann.

CHAPITRE II

Essai de sémélologie de la paralysie faciale périphérique.

Nous le voyons, le travail de M. Neumann ne tend rien moins qu'à prouver ce fait, que la paralysie faciale dite a frigore est une *maladie nerveuse*, qui, par ses affinités et ses caractères propres prend rang parmi les affections du système nerveux. Comme les névroses convulsives et les vézanies qui s'associent le plus fréquemment avec elle dans l'hérédité, elle survient soit spontanément, soit sous l'influence de causes occasionnelles, qui elles-mêmes peuvent porter leur action sur tout le système nerveux, comme les impressions morales vives, les chagrins et les excès, ou n'agir que localement, comme le froid.

Derrière toutes ces causes secondaires, on retrouve presque toujours le nervosisme, une maladie nerveuse ou une tare arthritique. En un mot, la paralysie faciale a frigore ne serait plus une paralysie ordinaire, d'un simple tronc nerveux ; elle s'élèverait au rang d'une maladie.

Nous sommes des premiers à reconnaître ce que cette conception a de vrai pour un très grand nombre de cas ; mais l'observation des faits nous fait croire qu'à côté de cette forme *maladie*, si on peut dire ainsi, il existe des paralysies faciales apparaissant dans d'autres affections, et qui par leurs caractères spéciaux ne sont qu'un symptôme de cette affection. C'est surtout dans une maladie nerveuse, l'ataxie, et dans certaines infections, qu'on retrouve le plus nettement des paralysies symptomatiques que l'on qualifie de a frigore. Nous allons en faire l'étude ; et, pour appuyer notre manière de voir, nous allons pas-ser successivement en revue les maladies nerveuses, dys-crasiques ou infectieuses où l'on a signalé des paralysies faciales, et les discuter dans chacune d'elles.

A. Ataxie. — Nous croyons avec M. A. Fournier (1), que certaines paralysies faciales périphériques apparais-sant dans l'ataxie locomotrice appartiennent à la symp-tomatologie et doivent être placées à côté des paralysies des muscles oculaires, qui, elles, ne peuvent être discutées, parce qu'elles constituent un des prodromes les plus fréquents de cette maladie. On a été telle-ment habitué pendant longtemps à croire que des paralysies limitées n'existaient pas dans l'ataxie, que les cas que l'on observait étaient considérés comme des acci-dents, ou tout au moins comme des exceptions, sauf bien entendu les paralysies oculaires. Cependant dès 1865, Marius Carre (d'Avignon) citait d'autres symptômes para-lytiques : hémiplégie, paralysies partielles de la langue, etc. Pierret, dans sa thèse inaugurale en 1876, en cite d'autres, comme la paralysie du muscle azygos de la luette. Nous avons relevé deux autres exemples récents de paralysies passagères dans la période préataxique (2). L'une de ces paralysies porte sur les muscles animés par le sciatique poplité externe. Ils présentent la réaction de dégénérescence, néanmoins la paralysie guérit (3). L'autre est une paralysie radiale sans réaction de dégé-

(1) FOURNIER. *Leçons sur la période préataxique du tabes.*
(2) FISCHER. *Berlin. Kl. Woch.*, p. 561, août 1886.
(3) STRUEMPELL. *Berl. Kl. Woch.*, p. 611, sept. 1886.

nérescence. Elle guérit en quatre semaines. Pas d'alcoolisme, de syphilis, de compression, ni de froid.

M. Fournier, comme M. Grasset, revendique depuis longtemps ces paralysies pour le tabes ; il attire l'attention sur leur valeur diagnostique en raison des erreurs auxquelles elles exposent.

Sur 224 cas de la statistique de M. Fournier, il en existe 41 où des accidents de ce genre se sont montrés dans la période préataxique, et parmi eux, il a noté 8 fois la paralysie faciale, accompagnée d'autres signes.

M. Fournier, en analysant l'histoire clinique de ces divers cas, y trouve invariablement trois caractères importants :

« 1° Dans tous ces cas, l'hémiplégie faciale a été légère comme degré des phénomènes paralytiques, c'est-à-dire a été faiblement accentuée ; elle consiste bien plutôt en une parésie qu'en une paralysie véritable des muscles de la face.

2° Dans tous ces cas, elle a été remarquablement courte comme durée ». Ainsi il trouve qu'elle a disparu :

En 5 à 6 semaines dans........................	1	cas
Dans 4 semaines environ....................	1	—
En une quinzaine,.............................	1	—
En 3 à 5 jours.................................	4	—
En quelques minutes.........................	1	—

3° Enfin dans plusieurs de ces cas, elle a disparu spontanément sans le secours d'aucun traitement général ou local. Ces derniers caractères pourraient donner l'éveil, et obligent le médecin à rechercher le tabes. Dans cet ordre d'idées, M. Fournier raconte l'histoire d'un jeune homme syphilitique, ayant eu une hémiplégie faciale quelque temps avant, qui avait guéri en un mois. Il ne se plaignait que de douleurs *rhumatismales* et venait simplement

consulter pour un projet de mariage. M. Fournier l'exa-
mine et lui trouve plusieurs signes d'un tabes à la période
préataxique.

En outre de ces huit cas, M. Fournier cite une observation due à M. Albert Robin. Sans faire de grandes
recherches à ce sujet, nous avons trouvé une observation
semblable due à Topinard et une autre dans le 2ᵉ mémoire
de M. Neumann, obs. XV, nous la lui avons empruntée
voir obs. XI. Ce malade, nerveux et syphilitique, avait eu
un ptosis trois mois après l'apparition de son chancre.
D'autres signes s'étaient développés, puis enfin sa paralysie faciale. Celle-ci durait depuis huit jours lorsque l'observation a été prise; elle était complète et les réactions
électriques normales. Ces derniers caractères nous donnent à penser que cette paralysie a été légère; nous
savons cependant que la réaction de dégénérescence n'a
pas une valeur pronostique absolue, et Bernhardt prétend
qu'il faut attendre quelquefois plus de huit jours pour la
voir apparaître.

Dans le cas qui nous est personnel, voir obs. XIX, la
malade arrivée à la troisième période du tabes est obligée
de garder le lit; elle n'a pas pris froid. Sa paralysie est
complète et guérit en trois semaines, sans traitement
actif. Elle ressemble bien aux cas décrits par M. Fournier; ce qu'elle a de particulier, c'est son apparition dans
la troisième période.

Un des membres de cette famille donnée par M. Charcot
comme un exemple de paralysie héréditaire, était ataxique. Sa paralysie, survenue à la suite d'un refroidissement (1), *guérit au bout de 15 jours.* Pour M. Neumann
cette hémiplégie n'est pas d'origine tabétique; « on sait,
en effet, dit-il, que l'hémiplégie de la 7ᵉ paire ne figure

______

(1) Neumann. 2ᵉ mémoire, p. 17.

pas au nombre des phénomènes céphaliques du tabes ».

Quoi qu'il en soit, voilà treize cas de paralysie faciale survenus dans le cours du tabes. Tous ont guéri, et dans les 12 cas où l'évolution a été notée, la durée n'a pas dépassé six semaines.

Pour nous, notre conviction est profonde et nous croyons pouvoir affirmer l'existence d'une paralysie faciale tabétique. Ce n'est pas à dire pour cela qu'un ataxique de souche névropathique, presque toujours, ne puisse avoir une paralysie faciale vulgaire de forme moyenne ou grave.

B. *Paralysie infantile*. — Nous trouvons dans Henoch (1) un cas de paralysie faciale survenant avec d'autres troubles paralytiques au début d'une paralysie infantile.

Voici ce qu'il dit à ce sujet : « Tous les auteurs nient la participation du cerveau dans cette maladie. Leyden (2) fait expressément remarquer qu'on n'a jamais rencontré la paralysie du facial, de l'hypoglosse et des muscles oculaires, et qu'il n'a jamais trouvé qu'une seule fois dans la moelle allongée un petit foyer de sclérose qui n'avait donné lieu à aucun symptôme pendant la vie. Aussi l'observation suivante me paraît d'autant plus importante ». La voici résumée :

Berthe M. est amenée le 1er mai à la Policlinique. Trois semaines avant, elle avait eu un accès de fièvre subite avec vomissements et somnolence continuelle. Cette fièvre avait duré deux jours ; alors avait apparu la paralysie du bras droit. La somnolence continue trois jours encore, puis la petite malade revient à la santé, gardant cepen-

(1) HENOCH. *Traité clin. des maladies des enfants*. Trad. fr., p. 100.
(2) LEYDEN. T. II, p. 555.

— 35 —

dant une paralysie du bras droit et du facial gauche. Cette
dernière n'avait pas disparu au moment de l'examen.
L'œil gauche restait encore à demi ouvert lorsque l'enfant
criait et pleurait, et la bouche était un peu tirée à droite.
Les muscles du côté gauche de la face réagissaient normalement au courant faradique, tandis qu'au bras presque
tous les muscles ne donnaient qu'une contraction faible
ou nulle. Sensibilité et température normales. Amélioration de la paralysie des membres par l'électricité. Le facial
a repris complètement ses fonctions dès le milieu de mai
sans aucun traitement électrique. Le deltoïde et les muscles de l'épaule restèrent fortement atrophiés, et tout le
membre droit plus froid que le gauche. Remarquons la
bénignité de la paralysie faciale qui dure un mois environ.

Henoch cite deux observations analogues.

L'une est due à Seligmüller (Jahr. f. Kinderheilk. XII,
1878, p. 318.

L'autre appartient à Eisenlohr (Arch. fur Psychiatrie
und Nervenkrank. IX et X).— Mais ce cas n'était pas une
paralysie bulbaire : on constata une atrophie des cellules
ganglionnaires du noyau facial antérieur gauche?

Ces faits ne sont pas assez nombreux pour tirer une
conclusion. Mais il serait extrordinaire que deux fois une
paralysie faciale fût survenue après des symptômes généraux et en même temps que d'autres signes d'une altération nerveuse et que ce ne fût qu'une coïncidence.

C. *Zonas.* — Dans un certain nombre d'observations,
on a vu une paralysie faciale succéder à un zona de la
face et du cou, et même à un zona plus éloigné. Il en a
été ainsi dans notre observation inédite, due à M. E.
Besnier.

Le malade qui présentait un zona cervico-occipital
droit, fut atteint deux semaines après d'une paralysie

faciale du même côté. Elle fut légère, et disparut en six semaines.

Il existe trois autres observations françaises, les deux premières dues à M. Letulle (1), la troisième à M. Testaz (2), où l'on voit des paralysies légères de la face succéder, dans les observations de M. Letulle à un zona ophtalmique gangréneux au vingtième jour, et comme crise jugeant un accès d'asthme; et dans celle de M. Testaz à un zona de la face au sixième jour. Comme ces paralysies sont au second plan dans l'histoire des malades, qu'elles ont été toujours légères, et qu'elles sont postérieures au zona, sauf pour une autre observation inédite que nous possédons (voir obs. I), nous croyons devoir remettre leur étude au moment où nous aurons étudié les troubles sensitifs associés à *la paralysie faciale*.

D. *Tétanos céphalique*. — Il est une série de paralysies faciales qui ont tout récemment appelé encore l'attention des chirurgiens et qui, par leurs caractères, peuvent se placer à côté des paralysies que nous venons de décrire; nous voulons parler de ces faits de tétanos céphalique ou Kopftetanus des Allemands. C'est Rose qui les a décrits le premier, et Güterbock a réuni dans un mémoire (3) tous les cas qu'il a trouvés dans la littérature médicale. Bien que dans un certain nombre de ces faits la paralysie semble associée à une contracture des mêmes muscles, et que dans d'autres même on ait noté expressément qu'on avait affaire à une apparence de paralysie faciale par contracture des muscles du côté opposé, comme dans le cas de Gosselin, il est un certain nombre de cas où des médecins distingués ont constaté une véritable paralysie et ont insisté sur son existence.

(1) Letulle. *Archiv. physiol.*, 1882.
(2) Testaz. Obs. XV.
(3) Güterboco. *Archiv. klinische Chirurgie*, ch. XXX, p. 835, 1881.

MM. Ch. Remy et Villar ont publié une observation (1) personnelle qu'ils font suivre de quelques cas qu'ils ont rassemblés dans la littérature, en dehors de ceux rassemblés par MM. Terrillon et Schwartz (2).

Nous savons que M. Villar doit publier prochainement un mémoire important sur ce sujet.

Quoi qu'il en soit, voilà ce dont il s'agit : après une plaie de la face et plus particulièrement de la région périorbitaire, se déclare du même côté une contracture du masséter et une paralysie faciale dans laquelle l'orbiculaire palpébral est atteint. Le trismus devient bilatéral, et les spasmes peuvent s'étendre comme dans le tétanos ordinaire ou bien rester limités. Dans quelques cas, il y a seulement en plus de la dysphagie, d'où le nom de tétanos hydrophobique qu'on lui a donné.

Le trismus est le premier symptôme ; dans quelques cas, la paralysie et le trismus ont été simultanés. La marche du mal est généralement lente, et le malade peut succomber, ce qui arrive souvent, mais moins fatalement que dans le tétanos ordinaire. Quant à la paralysie faciale, elle est généralement totale, mais sans changement de la réaction électrique normale ni de la sensibilité, sauf dans le cas de Bernhardt où l'on constata de l'anesthésie de la lèvre et de la joue. Si le malade guérit, la paralysie disparaît complètement.

Nous aurions pu ranger le tétanos dans le groupe des affections infectieuses, puisque la nature infectieuse du tétanos est une chose démontrée et à l'ordre du jour.

Voilà les seules maladies du système nerveux où nous ayons trouvé des paralysies faciales totales à caractères un peu spéciaux. Il en existe d'autres encore, mais où la

(1) *Gazette des hôpitaux*, 11 décembre 1888.
(2) *Revue de chirurgie*, 10 janvier 1888.

paralysie faciale joue un rôle plus secondaire. Nous en reparlerons à propos de la pathogénie.

B. — MALADIES DYSCRASIQUES

A. *Diabète.* — Passons à la seconde classe, c'est-à-dire aux maladies dyscrasiques. Nous avons signalé l'alternance et la succession qu'il peut y avoir dans une famille entre le diabète et les maladies du système nerveux. Nous avons maintenant à nous demander s'il existe une paralysie faciale diabétique, faisant partie des accidents nerveux du diabète. On trouve en effet chez les diabétiques des troubles nerveux fréquents qui avaient été à peine mentionnés par les auteurs, tels que Lecorché; mais ils ont été étudiés plus spécialement par MM. Bouchard et Lasègue, puis par MM. Féré et Bernard (1). Dreyfous a réuni les travaux antérieurs et les a soumis à une critique d'ensemble (2). Ces paralysies peuvent atteindre un membre, un segment de membre, un groupe musculaire, un muscle même, comme la langue. Elles sont incomplètes, associées, rarement isolées pour Lasègue. M. Blanc (3) fait remarquer dans sa thèse que la plupart des observations rapportées comme des paralysies diabétiques des muscles oculaires peuvent être considérées comme des faits de simple coïncidence. Il en mentionne cependant deux qui paraissent bien réellement dépendre du diabète, puisqu'elles ont coïncidé avec de la rétinite diabétique et ont guéri sous l'influence d'un régime approprié.

(1) FÉRÉ et BERNARD. *Archic. neur.,* novembre 1882.
(2) DREYFOUS. Th. agr., 1883. *Pathogénie et accidents nerveux du diabète sucré.*
(3) *Loc. cit.,* p. 41.

Nous pouvons appliquer les mêmes remarques aux paralysies de la face. Dans le mémoire de Féré, de même que dans la thèse de Dreyfous, nous trouvons un assez grand nombre de paralysies du facial ayant le caractère d'une paralysie *centrale*. Nous avons pu réunir deux observations de paralysies réellement périphériques. L'une est due au premier mémoire de M. Neumann (voir notre obs. X) elle a trait à une femme qui eut une paralysie faciale droite grave, avec diminution sensible de la contractilité faradique ; au bout de huit mois, la guérison n'était pas encore complète. Cette malade était diabétique depuis plusieurs années. Dans l'observation inédite de M. Letulle (voir notre obs. VII), nous nous trouvons en présence d'une femme obèse, dyspeptique et gastralgique, qui, sous l'influence d'un refroidissement incontestable, présente une paralysie faciale droite, avec disparition de la contractilité faradique, prolongée pendant plusieurs semaines. Elle garda une contracture de l'orbiculaire palpébral. Ses urines contenaient de 20 à 30 gr. de sucre.

Dans l'observation de Despagnet (obs. XVI), un malade qui avait eu une paralysie faciale *a frigore* ayant guéri au bout de six semaines, fut atteint quinze mois plus tard d'une paralysie complète de la troisième paire droite, laquelle guérit au bout de trois mois.

Le malade rendait une grande quantité d'urine contenant 15 grammes de sucre. Il fut soumis au régime anti-diabétique.

Dans cette observation, les signes de la paralysie faciale sont rapportés trop brièvement pour qu'on puisse affirmer qu'on avait affaire à une paralysie périphérique ; sans cela, elle serait la plus probante des trois, le malade ayant eu plus tard une paralysie de la troisième paire ayant bien paru dépendre du diabète. Dans les deux autres observations, il est probable que c'est une simple coïncidence, ou plutôt que le diabète n'a fait que favoriser l'établissement d'une paralysie ordinaire ; car ces paralysies ne présentèrent pas les caractères des paralysies diabétiques ; bien au contraire, elles furent graves, et l'une d'elles se termina par contracture.

En fin de compte, nous ne trouvons pas une seule observation de paralysie faciale qu'on puisse dire dépendre essentiellement du diabète.

B. *Goutte.* — Nous avons relevé plusieurs fois la goutte dans les antécédents héréditaires des malades. Dans une seule observation, qui nous est personnelle, nous voyons un goutteux avoir une paralysie faciale. Cela ne doit pas nous étonner, d'après ce que nous avons dit. Si des troubles nerveux tels que des migraines et des névralgies sont fréquents chez les goutteux, on n'a guère décrit chez eux des paralysies périphériques. Seul, Garrod (1) signale, sans y insister, certaines paralysies localisées de cause périphérique imputable à la diathèse goutteuse. Relevons cette phrase qui nous intéresse: « J'ai vu, dit-il, dans un cas, la paralysie faciale cesser au moment où apparaissait la goutte régulière ».

M. Lecorché (1) a observé plusieurs fois des troubles oculaires chez des goutteux, diplopie, mydriase, ptosis. Il rapporte ces troubles à un phénomène réflexe dépendant de l'hémicrânie qui était toujours la compagne de ces phénomènes et qui disparaissait avec eux, ce qui semble assez probant. Dans d'autres faits, comme dans ceux de Galezowski, on ne peut voir qu'une simple coïncidence et non une paralysie goutteuse des muscles oculaires. Pour ce qui regarde la face, nous avons une observation person-

(1) GARROD. *Traité de la goutte,* édit. CHARCOT, OLLIVIER. 1867, p. 582.

— 41 —

nelle des plus intéressantes et que nous avons rapportée
dans tous ses détails (obs. VIII). On y voit un petit-fils de
goutteux qui, avant d'avoir des attaques articulaires a
des lésions profondes de l'œil, dues à la goutte, et qui
présente successivement une paralysie du moteur oculaire externe, du facial et du moteur oculaire commun,
toutes paralysies qui guérissent assez rapidement. Dès
qu'apparaît la première manifestation de la goutte articulaire, sa santé devient meilleure, les névralgies et
les eczémas dont il souffrait s'amendent, et il n'a plus de
poussées du côté de l'œil. Chez ce malade il ne paraît pas
douteux que ses accidents paralytiques et en particulier
la paralysie faciale n'aient été singulièrement favorisés
par sa diathèse qui préparait l'action du froid ; car ses
paralysies ont paru chaque fois survenir sous cette
influence (1).

Nous avons relevé le rhumatisme articulaire aigu dans
les antécédents de plusieurs malades ; mais l'existence de
paralysies périphériques dues au rhumatisme articulaire
aigu n'est guère admise. M. Besnier les nie. Cependant
M. Landouzy (2) en cite plusieurs exemples dans sa thèse
d'agrégation ; mais aucun n'a trait à la septième paire.
Nous relevons la phrase suivante dans M. Grasset (3).
« Quoi qu'en dise Besnier, je crois aussi que le rhumatisme développe des paralysies périphériques. Sans les confondre avec les paralysies a *frigore*, il y a des paralysies
rhumatismales du facial et même du radial et de plusieurs
autres nerfs aussi. » Nous regrettons vivement de ne pas
connaître les faits sur lesquels s'appuie M. Grasset, mais

(1) LÉCORCHÉ. *Traité de la goutte*, 1881.

(2) LANDOUZY, Th agrég., 1880. *Des paralysies dans les maladies
aiguës.*

(3) GRASSET. *Traité des maladies du système nerveux*, 3e édit.,
p. 1122.

nous ne saurions les admettre sur ce simple énoncé. Plusieurs autres pathologistes anciens, tels que Grisolle, disaient à peu près la même chose, mais sans être plus explicites.

C. — INTOXICATIONS

Les poisons minéraux, l'alcool, les gaz toxiques, produisent des paralysies ayant certains caractères généraux qui permettent d'en faire une étude d'ensemble.

A. *Plomb.* — M. Brissaud, qui a écrit un excellent travail sur ce sujet, dit ceci à propos de la paralysie saturnine. « Comme dans les autres paralysies toxiques, les muscles de la face sont encore ceux qui semblent jouir de l'immunité la plus grande ». Même Remak affirme que tous les muscles volontaires, sauf les muscles innervés par les nerfs crâniens, perdent leur pouvoir contractile. Or, plusieurs observations contredisent cette règle générale, dit M. Brissaud, et on a signalé par exemple des paralysies oculaires. La paralysie *faciale* même identique à la paralysie a frigore aurait été constatée. Il existe en effet quelques exemples de paralysie oculaire qui semblent assez probants, et nous-même avons pu voir en 1886 alors que nous étions l'interne de M. Letulle à l'Hôtel-Dieu annexe, un jeune peintre qui présentait les signes de l'hystérie saturnine et qui avait en outre une paralysie d'un de ses muscles droits externes. Cette observation est citée par M. Brissaud (1). M. Letulle l'a publiée depuis et il se rattache à l'opinion de M. Borel (2), qui

(1) LETULLE, *Saturnisme et hystérie.*

(1) BOREL, Affections hystériques des globes oculaires. *Archives d'opht.,* novembre et décembre 1886, janvier et février 1887.

dans son travail s'occupe incidemment des paralysies oculo-motrices dans l'hémiplégie saturnine et les identifie aux paralysies hystériques des globes oculaires. M. Landolt (1) avait déjà émis une opinion analogue.

En ce qui regarde la paralysie faciale, M. Brissaud cite une leçon de M. Potain publiée dans la Gazette des hôpitaux de 1881. Nous nous sommes reporté à cette indication, et nous y voyons que le malade, un saturnin cérusier, présentait une hémiplégie gauche et une hémianesthésie du même côté. La face ne présentait pas d'asymétrie du côté gauche ; cependant il existait « un peu « d'affaiblissement des muscles palpébraux, tel que le « malade cligne beaucoup moins facilement l'œil gauche « que le droit. Le fait est d'autant plus appréciable, « qu'autrefois braconnier, cet homme était habitué à « cligner constamment l'œil gauche à la chasse ». Le fait ne nous semble pas bien probant, et peut-être ne pourrait-on voir là qu'une paralysie (probablement par névrite périphérique) du muscle orbiculaire palpébral. Dans notre observation XVIII on voit que la malade portait depuis l'enfance un cachet névropathique prononcé. Elle avait eu une intoxication saturnine presque aiguë, et à cette époque s'était développée une paralysie faciale périphérique bénigne qui était à peu près guérie lorsque nous l'avons vue. Elle présentait une hémianesthésie sensitivo-sensorielle du côté droit ; nous réussîmes à en amener le transfert, sauf en ce qui regarde la face, qui resta toujours plus insensible à droite. Le plomb avait beau jeu pour développer des accidents hystériques avec un terrain comme le sien. Peut-être a-t-il eu sa part en développant le nervosisme de cette dégénérée pour favoriser

(1) LANDOLT. *Troubles de la vision dans l'hémiplégie saturnine.*

encore l'action du froid, on ne peut pas dire que ce fût une paralysie faciale saturnine. Peut-être pourrait-on se poser la question de savoir si, à l'égal des paralysies oculo-motrices développées chez les hystéro-saturnins, cette paralysie faciale périphérique peut être regardée comme ayant la même origine ? Il se peut qu'il n'y ait là qu'une simple coïncidence. Tanquerel des Planches (1), dit également qu'il n'a jamais rencontré de cas probant de paralysie de la septième paire, et il cite un cas, qu'il considère comme coïncidence, d'une paralysie faciale a frigore et du saturnisme. Le malade avait été soumis à l'action d'un courant d'air très vif.

B. *Alcool.* — En ce qui regarde l'alcool, M. Brissaud (2) cite avec toutes réserves sur son origine, un cas de Henri Hun qui a trait à une paralysie faciale, chez un homme qui avait, outre quelques paralysies musculaires des membres, du tremblement et du délire fébrile.

C. *Oxyde de carbone.* — M. Brissaud signale dans cet ordre de faits une observation par l'oxyde de carbone due à M. Rendu. Il y avait outre une hémiplégie des membres, une hémiplégie faciale, l'orbiculaire palpébral étant pris. M. Brissaud (3) ajoute : « La paralysie témoignait encore de son origine toxique et de sa nature périphérique, par ce fait qu'elle avait épargné la racine des membres et respecté le long supinateur ». Dans ce cas, il signale les modifications de la contractilité de certains muscles pour l'électricité farodique, mais il n'en dit rien pour la face.

---

(1) Tanquerel des Planches, t. II, p. 71.
(2) Brissaud. *Loc. cit.*, p. 27.
(3) *Loc. cit.*, p. 60.

Voilà ce que nous avons pu trouver relativement aux paralysies faciales dans les intoxications. La seule chose qui ressorte de cette étude, c'est qu'elles sont au moins exceptionnelles.

D. — MALADIES INFECTIEUSES

A. *Diphtérie.* — Nous aurions pu étudier dans ce chapitre le tétanos céphalique, puisque la nature infectieuse du tétanos est une chose démontrée aujourd'hui, nous avons fait son étude avec les maladies du système nerveux. On peut dire que dans les maladies infectieuses, les paralysies des nerfs crâniens sont très rares, sauf dans la diphtérie. La paralysie faciale, sans y être bien commune, n'est pas rare, et l'on en trouve bien des exemples dans les auteurs. On ne peut nous parler ici de coïncidence, car les cas sont trop nombreux. Elle nous servira donc de base pour démontrer l'existence indiscutable de paralysies faciales périphériques semblables à celles dites a frigore. Elle a été décrite pour la première fois par Rosenthal. Bailly et Maingault ont le plus contribué à la faire connaître. Elle peut être simple ou double, précoce ou tardive, et plus ou moins marquée.

Nous avons eu la bonne fortune extraordinaire d'en recueillir deux cas personnels. L'une est celle d'un de nos amis, interne très distingué des hôpitaux, qui étant à l'hôpital des Enfants-Malades, eut deux diphtéries dans la même année. La première fut déjà une forme assez grave. La deuxième survenue huit mois plus tard fut une forme toxique des plus graves. Étant en convalescence six semaines après le commencement de la maladie, et n'ayant qu'un peu de parésie du voile du palais, il eut froid en se promenant en voiture par un temps frais ; en rentrant il

remarqua du larmoiement et une difficulté à fermer son
œil droit. Quelques heures plus tard, la paralysie s'éten-
dait, la bouche se déviait, les rides et les sillons s'effa-
çaient. La paralysie dura dix jours environ et ne fut pas
très prononcée. Il y avait en même temps de l'hypéres-
thésie à la face. M. Onimus qui l'électrisa, remarqua que
la contractilité faradique était un peu diminuée. Cette
localisation fut le prélude d'une paralysie généralisée,
avec parésie du diaphragme et troubles bulbaires. Ce fut
la première paralysie et celle qui dura le moins longtemps.
Le malade guérit.

Dans notre deuxième cas (obs. XXX), il s'agit d'une petite fille qui eut une paralysie faciale grave avec abolition
de la contractilité faradique, paralysie tardive et venant
après une paralysie d'un membre inférieur. Notons que
chez elle, il existait des antécédents nerveux et une adéno-
pathie beaucoup plus considérable du côté paralysé. Nous
signalons ces particularités sans y insister.

B. *Fièvres graves.* — On sait qu'il existe dans ces maladies des paralysies extrêmement limitées ; mais dans les
auteurs français nous n'avons trouvé aucun fait d'hémiplégie faciale (1). Eichhorst dit cependant qu'elle est survenue à la suite de maladies infectieuses, telles qu'éry-
sipèle, fièvre typhoïde, variole, dysenterie, mais il ne
donne pas d'autre explication.

Bateson, cité par Lyons et Cormack (2), aurait vu dans
le typhus un cas d'hémorrhagie intestinale s'accompagner
de paralysie faciale.

C. *Syphilis.* — Dans cette maladie, on a signalé d'une

(1) EICHHORST. *Loc. cit.*
(2) CORMACK. *Clinical studies,* p. 215.

façon tout à fait précoce, avant l'apparition probable de lésions cérébrales et dans des cas où l'on peut même les éliminer, des paralysies telles que celles des muscles oculaires et de la face. Cette dernière y a même été rencontrée bien plus souvent. Ce sont des auteurs français qui ont appelé l'attention sur ces faits. Gros et Lancereaux (1) en ont rapporté plusieurs observations ayant beaucoup d'analogie entre elles. On observe ces cas dès le 6e, le 5e et le 4e mois de la contagion, dit M. Fournier. On les a même vus exceptionnellement coexister avec la roséole, comme dans les deux cas que nous rapportons.

Dans le premier fait, dû à P. Marty (2), cinq semaines après l'apparition du chancre, se déclare une roséole qui dure un mois et laisse des taches brunâtres. La roséole, n'avait pas entièrement disparu, lorsque se montre une paralysie faciale droite présentant tous les signes de la paralysie périphérique. Le malade n'avait pas eu froid ni subi de traumatisme ; on ne pouvait pas non plus penser à une hémorrhagie cérébrale. Cette paralysie était presque guérie trois mois après, par l'électricité et le traitement spécifique.

Dans l'observation de Bahuaud (d'Angers) (3), on voit un mois après l'apparition d'un chancre induré avec pléiade et roséole, apparaître une paralysie faciale périphérique ; on ne trouve pas d'autre cause. La paralysie guérit en quatre semaines par la médication spécifique. La guérison fut définitive.

D. — Nous plaçons maintenant l'étude d'un cas qui nous

(1) Gros et Lancereaux. *Traité des affections nerveuses syphilitiques.*

(2) Marty. Paralysie du nerf facial au début de la syphilis. *Gaz. des hôp.*, 1863, p. 473.

(3) Bahuaud. Paralysie faciale syphilitique arrivant au début des accidents secondaires. *Gaz. hôp.*, 1865, p. 582.

paraît devoir occuper une place à part. Peut-être est-il dû à une intoxication ou à une maladie infectieuse, nous croyons son importance très grande pour appeler l'attention sur des paralysies faciales anormales qui pourraient bien dépendre d'une infection (voir obs. IX).

Quoi qu'il en soit, voici le résumé du cas qui nous a été communiqué par notre collègue et ami L. Alcindor. Il s'agit d'une marchande de poisson, âgée de 28 ans, entachée de nervosisme et peut-être hystérique. Cette femme qui avait été toujours bien portante, fut prise sans aucune cause appréciable, de fourmillements dans les membres inférieurs et dans les mains, puis de douleurs musculaires qui l'empêchent de marcher. Les jours suivants, les douleurs gagnent le tronc et y deviennent très vives. Le 5e jour elle est prise d'une paralysie faciale périphérique. Le lendemain, jour de l'examen, on constate des douleurs à la pression dans les membres et les masses musculaires ; anesthésie en plaques aux avant-bras et aux jambes, dysesthésie plantaire. Elle talonne en marchant sans stepper ; signes de Romberg et de Westphall. Les muscles de la face réagissent à l'électricité. Symptômes généraux, fièvre. Ni sucre ni albumine, dans les urines. Tous les troubles s'amendent peu à peu ; au bout de 6 semaines ils ont presque tous disparu ; 15 jours plus tard encore, il n'en persiste aucun, sauf l'abolition du réflexe patellaire. On se demanda si ce n'était pas un rhumatisme musculaire, une hystérie, ou une ataxie locomotrice, avec coïncidence de paralysie faciale.

Remarquons que la malade n'avait jamais eu de rhumatisme, ni de syphilis ; elle n'avait pas de signe positif d'hystérie. On ne note pas s'il existait des signes d'alcoolisme. De plus la maladie a disparu en soixante et quelques jours.

Nous ne voyons pas pourquoi on invoquerait un rhu-

matisme, aucun signe de cette maladie n'étant bien spéci-
fié; d'ailleurs, des troubles semblables n'ont jamais été
signalés dans le rhumatisme vrai.

Avec sa paralysie faciale, qui fut bénigne, elle présenta
la plupart des signes fondamentaux du tabes. Nous croyons
qu'ici on a affaire à un de ces cas de pseudo-tabes tels
qu'ils ont été décrits par M. Leval-Picquechef (1). Ce fait
ressemble surtout à un pseudo-tabes alcoolique; mais
nous ne trouvons pas notés de signes d'alcoolisme,
bien que de par sa profession la malade fût sujette à cau-
tion à cet égard; et l'on sait que les troubles analogues
de l'alcoolisme sont relativement plus fréquents chez la
femme. On a décrit aussi un pseudo-tabes chez les névropathes. C'est en définitive à l'une des deux causes précédentes qu'il faut s'arrêter, ou bien à une infection de
cause inconnue, ayant provoqué à la fois ces signes
simulant l'ataxie et la paralysie faciale; la malade avait
eu de la fièvre, peu vive, il est vrai. Dans cet ordre de
faits, Bérard et Grisolle avaient déjà mentionné des faits
avec fièvre et phénomènes généraux. Bernhardt (2) qui
écrit plusieurs fois le mot de cause infectieuse pour la
paralysie faciale, en signale des cas qui sont survenus
avec des phénomènes généraux et un malaise de tout le
corps. Ce fait est également indiqué dans certaines observations des auteurs; nous en avons trouvé plusieurs dans
le travail de Testaz, mais on n'y attache pas d'importance.
Notre observation I de paralysie faciale avec herpès et
fièvre est aussi intéressante à lire.

Ce qui nous intéresse le plus dans le cas de M. Alcindor, c'est l'existence de cette paralysie faciale complète,
mais bénigne. N'est-ce pas un cas de pseudo-tabes avec
paralysie faciale, à comparer à ceux que nous avons décrits dans l'ataxie vraie?

(1) LEVAL-PICQUECHEF. *Des pseudo-tabes.* Th. Paris, 1885.
(2) BERNHARDT. *Loc. cit.*

D.   4

CHAPITRE III

Discussion des faits et interprétation.

Nous avons assemblé un certain nombre d'observations que nous avons essayé de grouper, en rapportant pour preuve de ce que nous voulions avancer tout ce que nous avons pu trouver d'analogue dans d'autres travaux. Il subsiste cependant un désidératum ; c'est qu'il nous a été impossible de prouver que dans tous ces cas c'est la portion périphérique seule du facial qui est en cause. Dans les formes moyennes ou graves de la paralysie ordinaire chez les prédisposés, il paraît très probable que le facial a été seulement atteint dans sa périphérie.

Mais en est-il de même dans tous les cas que nous avons rapportés ? Certains d'entre eux ne sont-ils pas sous la dépendance d'une lésion cérébrale ? N'ayant pas toujours les signes absolus d'une paralysie périphérique et faute de démonstration anatomique, on pourra toujours nous faire cette objection. Mais, nous n'avons voulu classer comme périphériques que les cas dans lesquels on ne trouvait pas d'autre manifestation qui puisse faire soupçonner de lésion cérébrale.

L'on sait, en outre, que les paralysies bulbaires peuvent être complètes et présenter tous les signes de la paralysie périphérique ; pour nous, ces cas, quand ils sont isolés d'autres symptômes paralytiques, sont des paralysies périphériques au sens clinique du mot ; on devrait, pour être plus juste dire *totales*. Nous sommes autorisés à penser que les paralysies des ataxiques, et un certain nombre d'autres qui disparaissent rapidement, sont dues à des troubles légers portant sur les noyaux bulbaires. Il en est ainsi de ces paralysies périodiques migraineuses dont nous rapportons un exemple emprunté à Snellen (voir obs. XII). Nous n'avons pas voulu encombrer notre description en citant d'autres cas, comme ces faits de paralysie faciale survenant avec des ophtalmoplégies externes dans le goitre exophtalmique réunis par M. Ballet, et qui sont sûrement d'origine bulbaire.

La prédisposition admise pour les cas décrits par M. Neumann et qui sont la grande majorité des paralysies faciales périphériques, il reste toujours très difficile à expliquer pourquoi la paralysie étant spontanée, ou survenant après un coup de froid, ou une cause psychique, pourquoi, quelle qu'en soit la cause, on a affaire indistinctement à une forme légère ici, grave dans un autre cas. Et si l'on admet l'étranglement du nerf, pourquoi survient-il ici et non pas là? On ne le sait. On a signalé chez les dégénérés des asymétries de la face qui peuvent tenir au squelette, et quelquefois, croyons-nous, à une faiblesse congénitale du nerf facial d'un côté ; dans ce cas alors l'asymétrie ne se produit que dans les mouvements, dans ceux de la parole pour la bouche; n'est-ce pas là quelque chose qui montre comme une prédisposition à la paralysie faciale chez les névropathes? D'un autre côté on a signalé des paralysies congénitales (Henoch, Stephan); ces cas sont accompagnés de troubles prononcés de l'ouïe; il s'agit probablement alors d'une malformation du rocher. Peut-être est-il de même, à un degré moindre chez certains individus qui auraient par un vice de conformation du rocher un nerf facial dans un canal plus étroit, ce qui le rendrait plus apte à s'étrangler après

gonflement. Il est certain d'autre part que le fait de voir
survenir des paralysies faciales chez des névropathes sous
l'influence d'un coup minime, sur la joue (Eichhorst mentionne des cas survenus après une gifle), ou sous l'influence d'une cause psychique, doit donner à réfléchir.
Cela ne rappelle-t-il pas ces faits d'inhibition décrits par
Brown-Sequard, et n'y aurait-il pas ici aussi primitivement au moins, un fait de sidération fonctionnelle des
noyaux bulbaires du facial après une impression périphérique ? Ces paralysies sine materia survenant dans d'autres
groupes de muscles (1) sont rattachées à l'hystérie et ne l'a-
t-on pas fait récemment pour les muscles de l'œil. En d'autres termes, existe-t-il des paralysies hystériques ou
hystéro-traumatiques du facial? Le nombre des paralysies
faciales chez les hystériques est relativement considérable dans les observations que nous avons passées en
revue; dans une de nos observations (V) il existait chez
une hystérique une anesthésie du pharynx du côté de la
face paralysé et la paralysie fut améliorée sous l'influence
de l'aimant, une autre de nos malades était saturnine et
hystérique; on observait chez elle le transfert de l'hémianesthésie, sauf pour le côté de la face qui avait été atteint
d'une paralysie dite a frigore. Un malade de M. Letulle
est un névropathe avéré ; à un moment où il avait des
chagrins, il fait une chute sur la tête; quinze jours après
il a une paralysie faciale qui se termine par contracture
et qui est accompagnée d'anesthésie aux mêmes régions.
Tous ces faits sont cependant très sujets à discussion.

Un fait de Duchenne est également très curieux : un
malade avait gardé une contracture du grand zygomatique d'un côté après une paralysie faciale ; Duchenne, de

---

(1) LUMBROSO. Contributo alla diagnosi della paralisi isterische. *Lo
sperimentale.* Nov.-déc. 1886.

Boulogne, réussit par des frictions et l'électrisation à
amener également la contracture du muscle homologue
du côté opposé. Il faut admettre en pareil cas une diathèse
de contracture pour qu'un fait semblable se produise.
Nous le répétons, ces faits ne sont pas probants ; il ne
font qu'attirer notre attention et faire poser la question,
et ils sont trop contraires à ce qu'admettent les neuropa-
thologistes les plus distingués, tels que M. Charcot, pour
que nous nous y arrêtions davantage. Nous lisons, p. 76,
dans la thèse toute récente de Belin (1), une observation
de M. Babinski où l'on voit une hystérique avoir une
paralysie faciale due à une otite et sur laquelle viennent
se greffer des accidents hystériques (contracture et transfert de cette contracture). M. Babinski se demande si
parmi les contractures survenues à la suite de paralysies
faciales un certain nombre n'est pas de nature hystérique.
C'est ce que nous pensons en somme, et il est intéressant de comparer son observation à notre obs. XVIII.

Si l'on admettait l'existence de paralysies goutteuses,
et diabétiques, on pourrait penser que l'altération du sang
par les produits d'une mauvaise élaboration cellulaire
retentirait sur les noyaux bulbaires. Ainsi dans notre
obs. XXIX, on voit une asthmatique semblant menacée
de mort par une crise d'une violence exceptionnelle et
qui recouvre la vie en même temps qu'apparaissent un
zona du cou et une paralysie faciale. La cause qui provoquait l'asthme s'est déplacée certainement sur les nerfs
du cou et le facial.

Les paralysies infectieuses existent; il en est une au
moins indiscutable, c'est la diphtéritique. On peut
admettre chez elles une névrite périphérique par analogie
à ce que l'on connait pour d'autres nerfs.

(1) BELIN. *Déviation de la face*, etc. Th. Paris, 1888, p. 76 à 83.

Disons cependant que dans lés nombreuses autopsies de tétanos céphalique on n'a jamais rien trouvé d'anormal dans lo nerf facial.

Pour co qui est des paralysies succédant à un zona, au lieu d'admettro une paralysio réflexo, il y a tout lieu de croire à uno névrite, laquelle serait produite par le froid, ou serait plutôt infectieuse si l'on admet avec M. Landouzy la naturo infectieuse du zona. Certaines de nos observations plaideraient dans co sens. Il est probable également que toutes cos causes existent selon les cas.

DEUXIÈME PARTIE

TROUBLES SENSITIFS ET TROPHIQUES

CHAPITRE PREMIER

Un grand nombre de malades atteints de la paralysie faciale dite a frigore, présentent des troubles de la sensibilité, douleurs et quelquefois anesthésie. Si certaines douleurs peuvent être attribuées à une modification quelconque portant sur le tronc ou les branches du facial, la plupart de ces phénomènes paraissent bien néanmoins être sous la dépendance du trijumeau, nerf sensitif de la face. C'est à lui aussi qu'on doit rapporter les troubles trophiques et sécrétoires qu'on peut voir accompagner la paralysie faciale, et nous n'aurions pas à en parler si ce n'était la fréquence de certains de ces troubles, et la valeur spéciale qu'on a voulu leur attribuer.

DOULEURS. — Les phénomènes douloureux dans la paralysie de la septième paire ont été mentionnés dès les débuts de la période moderne et scientifique de son histoire.

Le premier auteur où nous les trouvons consignés est P.-H. Bérard. Nous lisons en effet dans son article bien connu du *Dictionnaire de médecine* en 30 volumes, 2ᵉ éd., 1835, p. 608 : « L'hémiplégie faciale est quelquefois précédée de douleurs plus ou moins vives dans la région parotidienne, avec ou sans gonflement ». Et plus loin : « La sensibilité est conservée dans les parties paralysées, il y existe quelquefois cependant un sentiment de stupeur ». Grisolle, dans la troisième édition de son Traité de pathologie (1848), écrit : « En général ils (les malades atteints de paralysie faciale), ne ressentent ni malaise, ni céphalalgie, ni *douleur*, mais quelquefois pourtant la région parotidienne est sensible, endolorie, un peu tuméfiée ; il existe une sorte de fluxion, et chez quelques malades il y a un léger mouvement fébrile, mais ces cas sont purement exceptionnels ».

Il faut arriver jusqu'à présent pour voir cette question étudiée avec détail. M. Webber, médecin américain, fait une communication à la Société des sciences médicales de Boston, qui est rapportée dans le journal de médecine de Boston (1), dans laquelle il dit que malgré le silence des auteurs à ce sujet les douleurs existent dans la moitié des cas environ de paralysie faciale. Il étudie avec détail ces douleurs et cherche à les localiser. Cependant en Allemagne, Eulenburg (2) et Erb en parlent d'une façon précise dès 1874, et le premier dit même que ces douleurs de la face ou de toute la tête surviennent en particulier dans les cas graves.

Duchenne, de Boulogne (3), leur accorde une mention très nette. Mais c'est M. Testaz (4) qui fait le premier travail d'ensemble et cherche à attribuer aux phénomènes douloureux une valeur pronostique. Depuis que ce travail

(1) *Boston med.*, 8 fév. 1878.
(2) Eulenburg. *Loc. cit.*, p. 507, 508.
(3) 3ᵉ éd., p. 608.
(4) Testaz. Th. Paris, 1887.

a attiré l'attention, M. Charcot étudie dans ses cliniques les cas qu'il rencontre à ce point de vue. M. Bernhardt (1) a consacré à ce sujet une partie d'un article dans lequel nous avons beaucoup puisé, car il analyse les faits avec une statistique considérable. Quant à nous, nous avons réuni 23 faits tant personnels ou inédits qu'empruntés à la littérature médicale, où il y a des phénomènes douloureux. Ces faits sont tous autres que ceux qui ont servi à M. Testaz.

Nous nous contenterons de signaler le fait suivant, c'est que dans un grand nombre de nos observations les malades qui ont présenté des phénomènes douloureux étaient sujets à des migraines et à des névralgies diverses, le fait ne doit pas nous étonner puisqu'il s'agit surtout de névropathes.

Fréquence. — Webber dit que ces douleurs s'observent dans la moitié des cas environ ; c'est ce qu'admet également Bernhardt. La proportion devrait être augmentée encore pour M. Testaz. En ce qui nous regarde, nous ne pouvons tirer aucune conclusion, car on ne nous a guère communiqué que des observations où il existait des phénomènes douloureux.

Dans nos cas personnels le phénomène douleur existait 4 fois. On peut donc affirmer que sa fréquence est grande.

Siège. — Les points les plus fréquents siègent : profondément dans l'oreille, au niveau du conduit auditif externe, au tragus, à l'hypophyse mastoïde, dans tout le cartilage de l'oreille, au col du condyle, dans la région parotidienne le long de la branche montante du maxillaire, dans la

(1) BERNHARDT. *Loc. cit.*

région sus et sous-orbitaire ; et avec une fréquence beaucoup moins grande : à la région zygomatique, à la tempe, à la région mentonnière, à la nuque, à la région pariétale, occipitale, sur la partie latérale du cou, à la région cervicale. On l'a encore signalée exceptionnellement au niveau des dents et de la langue, au niveau de l'œil, et du lobule du nez. Toutes ces douleurs existent uniquement dans la moitié de la face paralysée. Dans d'autres cas, le malade a une céphalalgie frontale ou occipitale, un mal de tête diffus. La douleur peut s'étendre à toute la moitié de la face et du crâne. Elle peut être bilatérale, comme la douleur constrictive signalée quelquefois aux tempes.

D'autres malades ne souffrent pas, mais ont une sensation de pesanteur, d'engourdissement, de raideur, de refroidissement dans le côté de la face paralysé. D'après Eichhorst quelques-uns même éprouvent des sensations de vertige (1).

Sur un même malade, on observe un seul ou plusieurs points douloureux. On voit par cette énumération déjà longue qu'il n'est pas de points de la tête et du cou où l'on ne puisse constater la douleur. Signalons aussi l'hyperesthésie aux courants faradique et galvanique. La première surtout est assez fréquente.

Quoi qu'il en soit, dans la très grande majorité des cas ce n'est qu'au niveau et autour de l'oreille que se concentre la douleur.

Caractères spéciaux. — Chez beaucoup de sujets, la douleur doit être recherchée; on la trouve à la pression seulement, et ceci se remarque assez souvent au niveau de l'apophyse mastoïde. Chez d'autres malades qui ont un

____

(1) Eichhorst. *Loc. cit.*

endolorissement vague, on fait jaillir la douleur lorsque le doigt arrive sur un point douloureux très limité, absolument comme les points névralgiques de Valleix. Nous pouvons citer à cet égard plusieurs de nos observations, en particulier celles qui nous ont été communiquées par M. Letulle. On y trouve les points classiques de la névralgie et même quelquefois le point apophysaire de Trousseau. Mais le plus souvent, la douleur spontanée est sourde, contusive avec de rares élancements, la rémittence étant plus fréquente que l'intermittence vraie. M. Testaz a insisté avec raison sur cette particularité. La douleur, pour lui, est plus disséminée que dans la névralgie ordinaire. Beaucoup de malades ne présenteraient même pas d'élancements à aucun moment. Cependant, d'après nos faits, nous ne pouvons être aussi exclusif que lui et dire que l'on ne trouve pas la douleur comme dans les névralgies. Chez certains malades même, on n'observe qu'une névralgie du trijumeau, avec les points sus et sous-orbitaires par exemple. D'autres plus nombreux, ont des douleurs névralgiques et autour de l'oreille la douleur sourde et contusive.

D'autres particularités plus rares méritent d'être notées ; ce sont les douleurs constrictives des tempes, la sensation de battements profonds, quelquefois même de l'anesthésie douloureuse.

L'intensité des douleurs est variable; elles sont en général très tolérables, d'autres fois elles ont une acuité extrême et privent le malade de repos. Ce sont ces cas rares qui cliniquement constituent les paralysies douloureuses de la face.

Date d'apparition. — Dans la grande majorité des cas, les douleurs apparaissent en même temps, ou un ou deux jours avant la paralysie. Elles peuvent néanmoins se montrer bien avant, et dans des cas exceptionnels, on les a signalées dix et quinze jours plus tôt. Très rarement elles surviennent quelques jours après.

Nous ne voulons pas les confondre avec les douleurs tardives qui annoncent quelquefois la contracture dans les formes graves, comme Duchenne, de Boulogne, l'a signalé. Mais pour lui elles manquent très souvent dans ce cas. Voici ce qu'il dit plus loin : « Quelques malades ont éprouvé des douleurs névralgiques siégeant dans les divisions de la cinquième paire ; chez d'autres sujets, les muscles étaient sensibles à la pression, mais ce n'était qu'une complication dont on ne pourrait faire un signe diagnostique, car la plupart des malades affectés de contracture n'ont pas éprouvé la moindre souffrance » (1).

La *durée* est variable. Chez les uns, on les voit arriver comme prodromes et acquérir une acuité assez grande, puis disparaître brusquement avec la paralysie ; ou bien s'atténuer les jours suivants, dans une période de temps qui varie de huit à quinze jours ; cette forme est la plus fréquente.

Chez d'autres sujets elle persiste plusieurs mois en diminuant à mesure que la paralysie s'amende ; très rarement elle survit quelque temps à la paralysie.

Dans une de nos observations terminée par la contracture, on voit les douleurs survenir de temps en temps, plusieurs années après. Chez un autre malade de M. Letulle (obs. II de la thèse de Foucher), le malade qui était migraineux, a vu ses accès, qui variaient de côté auparavant, devenir plus fréquents et se localiser exclusivement du côté paralysé.

M. Testaz donne à ces phénomènes douloureux trois caractères essentiels : ils précèdent la paralysie, ils ont une durée moindre, et sont comparables aux douleurs de la névrite. Ces conclusions peuvent être adoptées pour

___

(1) Duchenne. *Électrisation localisée*, 3°, édit., p. 868.

la majorité des cas, mais nous ne pouvons les admettre d'une façon aussi absolue, d'après ce que nous avons observé.

Valeur diagnostique et pronostique. — En 1886, Möbius (1), après avoir parlé des phénomènes douloureux et les avoir placés dans les branches du trijumeau et des nerfs voisins, parle de leur fréquence relative et ajoute qu'ils sont presque toujours en rapport avec la gravité de la maladie. Tout au moins, les phénomènes douloureux manquent presque toujours dans les cas bénins. Il cite comme exemple le cas d'un individu qui avait eu trois paralysies faciales. Dans la première, il n'avait éprouvé aucune douleur ; dans la seconde il avait ressenti une douleur modérée, puis intense dans la troisième. Or, la première paralysie dura trois semaines, la seconde quatre et enfin la dernière était accompagnée de la réaction de dégénérescence et dura quelques mois. Nous avons cité l'opinion de Duchenne à cet égard. M. Testaz croit devoir tirer des conclusions d'après ses observations, en faisant cependant des réserves à cause de leur petit nombre. D'après lui l'élément douleur devient un moyen de pronostic, car si l'on cherche avec soin sa durée avant la paralysie on voit que dans la première série de cas la phase prodromique douloureuse est courte (quelques heures, un jour), on aurait affaire alors à la forme bénigne. Il range également dans cette première forme à pronostic bénin les cas qui n'ont été ni précédés ni accompagnés de douleurs.

Dans une deuxième série de cas comprenant les formes graves, les phénomènes douloureux précéderaient la paralysie de trois à huit jours ; le pronostic devrait être plus

(1) *Loc. cit,* p. 197.

réservé, il faudrait annoncer la lenteur de la guérison et craindre la contracture secondaire,

Pour M. Testaz ce fait aurait la plus grande importance, puisque de tous côtés on vient infirmer par des faits les règles d'Erb fondées sur les réactions électro-musculaires.

Bernhardt, après l'analyse de 23 cas personnels où il avait noté la présence ou l'absence de douleurs, dit qu'il ne peut accepter les conclusions de M. Testaz. En effet, dans les cas à forme légère la douleur ne manqua pas une seule fois; dans 8 cas moyens la douleur manqua une fois; et dans 12 cas de paralysie grave le symptôme douleur manqua deux fois.

Nos faits ne confirment pas non plus les conclusions de M. Testaz. En ce qui regarde la valeur de la longue durée des prodromes pour diagnostiquer une forme grave, disons que dans nos observations avec zona où la douleur fut la plus intense, la paralysie a été le plus souvent remarquablement bénigne. Dans un cas, celui de Besnier, la douleur avait précédé de 15 jours l'apparition de la paralysie.

La division des paralysies faciales en douloureuses et non douloureuses tentée par M. Testaz, ne peut être acceptée au point de vue pronostique. M. Testaz aurait voulu remplacer par cette constatation facile l'examen électrique, qui donne quelquefois des mécomptes au point de vue de la gravité et de la durée de la paralysie; mais, tout étant bien loin d'être absolues, les règles d'Erb ont beaucoup plus de valeur à cet égard que le symptôme douleur.

ANESTHÉSIE. — Ayant mis à part, bien entendu, les cas dans lesquels une tumeur ou un traumatisme a produit des lésions simultanées de la 7ᵉ et de la 5ᵉ paires, il faut reconnaître que les troubles anesthésiques dans la paralysie faciale a frigore sont plus fréquents qu'on ne l'a dit jusqu'ici. On en a publié cependant quelques observations isolées. Dans certains cas comme dans celui de M. Millard (voir obs. XVII), l'anesthésie de la moitié de la face correspondante et du facial se sont développés simultanément et disparaissent aussi en même temps. Il en est de même pour notre obs. V chez une hystéro-épileptique.

Dans ces cas l'anesthésie peut porter sur un ou plusieurs des modes de la sensibilité, à la piqûre, à la température, à l'électricité. Elle peut s'étendre à la moitié correspondante des muqueuses buccale, linguale et conjonctivale, la cornée conservant sa sensibilité. Cette anesthésie est plus ou moins marquée.

Dans d'autres circonstances, l'anesthésie ne se montre que par plaques après une névralgie qui a duré quelque temps dans la même région. L'anesthésie et la douleur peuvent d'ailleurs coexister et donner lieu à ce qu'on appelle l'anesthésie douloureuse. Les plaques d'anesthésie peuvent même survivre à la paralysie, il a été ainsi dans deux de nos observations. Il en fut de même aussi dans le cas de zona ophtalmique gangreneux de M. Letulle. La coexistence de plaques légères d'anesthésie et de douleurs névralgiques nous paraît relativement fréquente. Il nous a semblé qu'on ne la trouve pas dans les cas très bénins, excepté pour les cas de paralysie avec zona, ce qui n'a pas lieu de nous étonner puisqu'alors les symptômes dus au trijumeau occupent le premier plan.

On peut dire en somme qu'il est impossible de tirer aucune conclusion soit diagnostique soit pronostique de l'existence ou de l'absence du signe anesthésie.

PHÉNOMÈNES SENSORIELS. — Outre les troubles du goût on a signalé la diminution de l'odorat, ce qui se comprend par suite de la sécheresse du nez, et la diminution de l'ouïe qui peut-être due à trois causes : 1° à une otite légère ; 2° à la paralysie des filets moteurs tympaniques ; 3° à une modification simultanée et de même nature du nerf acoustique.

Les altérations du goût qui sont plus intimement liées à la paralysie faciale sont variables. Il peut être perverti, diminué ou aboli pour une ou plusieurs des substances sapides. Nous n'insisterons pas sur ces points qui ont été bien décrits par Claude Bernard, Ughi, etc.

Disons cependant que ces phénomènes peuvent précéder les autres signes de paralysie. On a montré de plus aussi (Neumann) la diminution de la sensation que donne à la langue l'application de l'électricité galvanique. Bernhardt signale aussi la diminution de la sensibilité générale sans trouble du goût qui se montre avec la même localisation c'est-à-dire dans les deux tiers antérieurs de la langue du côté paralysé. On a signalé aussi le retard de la sensation gustative.

Ces troubles du goût qui marquent simplement que l'altération siège au-dessus de l'origine de la corde du tympan n'ont aucune valeur pronostique. Nous les avons vus dans les formes bénignes comme dans les graves.

Troubles trophiques. — Les troubles trophiques signalés par les auteurs sont l'atrophie musculaire et l'amincissement de la peau dans des paralysies incurables. Mais il en est d'autres qui accompagnent la paralysie faciale et qui sont précoces ; nous voulons parler des zonas, que nous avons déjà signalés à l'étiologie. Voici tous les cas de zonas de la face et des régions voisines avec paralysie faciale, que nous avons pu rassembler dans les auteurs.

1° *Cas de Letulle.* — Zona ophtalmique gangréneux.

Paralysie légère au vingtième jour. Elle dure vingt jours aussi ; guérison complète.

2° *Cas de Besnier* (inédit), voir obs. III. — Zona cervico-occipital droit. Paralysie faciale droite apparaît deux semaines après, dure six semaines. Guérison.

3° *Cas de Testaz*, voir obs. XV. — Zona de la joue. Au sixième jour toute douleur disparaît, et la paralysie faciale apparaît alors. Guérison de celle-ci au bout d'un mois.

4° *Cas d'Eulenburg.* — Paralysie faciale gauche graduelle, simultanément herpès cervical gauche parti du trou stylo-mastoïdien, descend dans la région latérale du cou, le long des vertèbres cervicales et dorsales sans dépasser la ligne médiane. Intégrité de la contractilité électrique. Forme légère, évolution bénigne.

5° *Cas de Remak*, publié par Voigt. — Paralysie faciale et zona occipito-collaire s'étendant depuis le bord antérieur du trapèze jusqu'au cuir chevelu. Analgésie. Paralysie intense.

6° *Autre cas de Remak.* — Après huit jours de douleurs dans l'oreille droite apparaissent simultanément une paralysie faciale complète et grave et un zona des deux tiers antérieurs du bord correspondant de la langue. Pas de troubles du goût ni de la sensibilité générale de la langue.

7° *Cas de Letulle* (inédit), voir obs. I. — Paralysie faciale gauche survenue sans cause appréciable, le malade ayant eu de la diarrhée la veille. Contractilité faradique conservée. Cinq jours après survient un accès de fièvre violent avec céphalalgie, frissons répétés, vomissements, puis herpès labialis bilatéral, plaque d'herpès au niveau du conduit auditif externe à l'endroit où la douleur avait été la plus vive. Le lendemain, une névralgie faciale apparaît, la fièvre tombe, mais la paralysie a considérablement augmenté. Les muscles ne répondent plus au courant faradique. Au bout d'un mois, le malade est presque guéri. Revu après complètement rétabli.

8° *Cas de Kern.* — Paralysie faciale et herpès de la langue. Dans ce cas, il fut impossible de trouver des troubles du goût.

9° *Cas de Greenough* (1). Paralysie faciale dans le cours d'un zona cervical disparaissant assez rapidement après l'éruption.

10°, 11°, 12°. *Cas de Cobb, Tryde et Strübing,* cités par Eichhorst, où il y eut une paralysie faciale consécutive à un zona de la face.

13° 14°. Bernhardt mentionne simplement deux autres cas de paralysie faciale avec zonas, dus à Dubler et à Eisenlohr-Curschman.

15°. Ajoutons encore un deuxième cas inédit de *M. Letulle* qui nous le communique au dernier moment. Il s'agit d'une vieille asthmatique chez laquelle une crise très grave disparaît et est remplacée par un zona du cou et de l'épaule ; quinze jours plus tard survient une paralysie faciale du même côté laquelle persiste (v. obs. XXIX).

Voilà donc 15 observations, dont neuf sont très explicites. Elles nous montrent une série de paralysies faciales venant toutes dans les mêmes conditions. La paralysie a été presque toujours postérieure au zona; dans quelques cas, l'apparition en a été simultanée. Dans un cas de Letulle (voir obs. I) la paralysie apparaît la première, et ce n'est que cinq jours plus tard que surviennent des phénomènes généraux, des névralgies et un herpès.

(1) Journal of cutan. med. and diseases of the skin, by Erasmus Wilson, october 1868.

CHAPITRE II

Physiologie pathologique.

Les notions que l'on possède actuellement sur les fonctions du facial et du trijumeau, nous dispensent d'entrer dans de longs détails. Tous ces phénomènes surajoutés sont dus au nerf qui tient sous sa dépendance la sensibilité et la nutritition de la face, c'est-à-dire au nerf trijumeau.

Pour ce qui est des douleurs, on peut bien supposer que le nerf facial, qui a une sensibilité récurrente très developpée grâce à ses nombreuses anastomoses avec des nerfs sensibles, peut présenter de la douleur sur son tronc lui-même.

La douleur profonde, et celle que l'on obtient à la pression au niveau de l'oreille, pourraient bien dépendre d'une modification quelconque portant sur le nerf facial.

Les autres localisations douloureuses ne sont dépendantes que des nerfs voisins. La plupart des points douloureux sont les points classiques de la névralgie faciale. Les branches superficielles du plexus cervical tant antérieures que postérieures s'anastomosent largement avec le facial, aussi s'explique-t-on les foyers douloureux les plus éloignés du territoire du facial, comme les douleurs sur le trajet du grand nerf occipital d'Arnold, celles de la partie latérale du cou sur le trajet des branches antérieures du plexus cervical, auriculaire, grande et petite mastoïdienne, etc.

Les points de l'oreille peuvent dépendre, les superficiels du plexus cervical, et les profonds du rameau auriculaire du pneumogastrique, ou du tronc même du facial ainsi que nous l'avons dit.

L'hyperesthésie et les plaques d'anesthésie se retrouvent là comme dans les névrites.

L'anesthésie totale ne peut dépendre que d'un défaut d'action du trijumeau.

Ainsi donc, sous l'influence d'une même cause, les nerfs sensitif et moteur de la face peuvent être atteints successivement ou simultanément. Peut-être que dans quelques cas la propagation de la modification nerveuse se fait de l'un vers l'autre, soit que la névralgie commence longtemps à l'avance, ou qu'elle ne survienne que quelque temps après. L'étude de nos observations de zona nous en donne la preuve. Dans quelques cas comme dans celui de Besnier on peut très bien suivre la marche de l'inflammation, et l'on voit qu'une névrite intense du trijumeau dans l'une quelconque de ses branches, a retenti sur le facial tardivement et légèrement. On peut supposer le même processus pour les autres névralgies.

Il est aujourd'hui bien démontré, que le zona est une névrite, depuis les recherches de Bärensprung, de Charcot et Cotard.

Maintenant à quoi est due cette névrite? L'opinion générale est que la plupart de zonas de la face survenant d'une façon spontanée, étaient dus au froid. Cette cause est notée presque toujours. Mais n'a-t-elle pas agi ici que d'une façon secondaire?

Si l'on se rattache à la théorie de M. Landouzy, on peut dire que le froid ne viendrait que favoriser ici l'action d'une cause infectieuse tout comme dans les pneumonies et les pleurésies bacillaires où l'on trouve le froid comme cause apparente. Nous aurions donc affaire ici à une maladie infectieuse ou toxique, et alors au lieu d'expliquer la paralysie consécutive par une action réflexe comme on le faisait quand on ne pouvait invoquer un deuxième refroidissement, on admettrait une névrite diffuse des nerfs de la face très marquée ici, beaucoup moins prononcée là comme dans certains cas où la paralysie est légère. Ces faits que nous réunissons ici sont tout à fait analogues aux paralysies oculaires à la suite d'un zona ophtalmique que M. Hybord (1) a rassemblés et qui, comme les paralysies faciales, apparaissent rapidement et ne semblent pas devenir définitives (2). Ils sont comparables également à ces atrophies musculaires décrites par Joffroy comme consécutives à un zona voisin. De plus, Kapozi (3) dit qu'on peut voir dans le zona du trijumeau portant sur le maxillaire supérieur, une paralysie partielle du voile du palais, laquelle peut persister indéfiniment ou du moins durer très longtemps.

Quoi qu'il en soit, ces faits nous montrent une classe de paralysies faciales avec symptômes généraux, fièvre et une névrite diffuse des nerfs de la face.

A côté d'eux on trouve une série de paralysies faciales précédées de douleur vives quelquefois depuis une semaine ou deux, le zona manque dans ces cas. Mais dans quelques faits, on note de la fièvre, des phénomènes généraux et dans des cas plus exceptionnels encore, un peu de gonflement et d'endolorissement de la région parotidienne. Rappelons ici l'histoire de notre malade qui a eu de la fièvre, de la diarrhée, des vomissements et de l'herpès labialis. Nous notons de la fièvre dans l'ob-

(1) Hybord, Thèse, Paris, 1872. *Zona ophtalmique.*

(2) Quelques cas de paralysie faciale après un zona ont été graves néanmoins.

(3) Kapozi. *Maladies de la peau.* Trad. franç. T. I, p. 421.

servation XIII de 'Testaz; du mal de tête, du frisson et de la fièvre dans son observation XI. Ce sont des cas analogues qui ont probablement fait prononcer le nom de paralysies infectieuses par Bernhardt. Mais ces cas sont exceptionnels, disons-le hautement et la paralysie faciale a frigore classique, c'est celle des Prédisposés.

Tous les phénomènes sensitifs et trophiques, l'exagération ou la diminution des sécrétions sudorales et lacrymales que l'on observe dans quelques cas de paralysie faciale sont dus soit à une excitation, soit à un arrêt physiologique des filets nerveux du trijumeau qui préside à ces fonctions pour la face. Les filets sudoraux qui passent par le facial sont eux aussi excités ou supprimés fonctionnellement. La corde du tympan qui s'unit au facial est souvent atteinte aussi et l'on trouve alors les troubles du goût ou l'herpès de la langue comme dans le cas de Kern.

OBSERVATIONS

OBSERVATION I (INÉDITE)

Extraite d'un mémoire inédit de M. LETULLE sur les troubles de la
sensibilité dans la paralysie faciale.

*Paralysie faciale gauche. — Fièvre herpétique ; herpès du
conduit auditif externe. — Névralgie du trijumeau gauche.
— Guérison rapide de la paralysie motrice. — Hyperesthésie
faradique tardive.*

Le nommé X... ouvrier tailleur, âgé de 30 ans.

Le 8 octobre 1881, à dix heures précises du matin, cet homme
s'aperçoit tout à coup en travaillant, que la moitié gauche de
sa face s'immobilise progressivement et qu'il ne peut plus fermer les paupières. De plus, les mouvements de la mâchoire
sont douloureux. Le matin en se réveillant il n'avait constaté
rien d'insolite, il se rappelle seulement que la nuit précédente
il avait été atteint de diarrhée à plusieurs reprises, mais il ne
se souvient pas d'avoir eu froid.

Le surlendemain nous voyons le malade pour la première
fois. Il existe une paralysie faciale gauche légère, sauf pour
l'orbiculaire palpébral qui est presque absolument immobile.
La contractilité faradique est parfaitement conservée, elle est
égale d'un côté à l'autre ; le voile du palais est intact ; il
n'existe aucune douleur dans la face.

Le quatrième jour même état.

Le cinquième jour 12 octobre, des changements considérables
se sont produits.

Le malade a été pris dans la nuit d'un accès de fièvre violent avec céphalalgie, frissons répétés, vomissements. Nous le trouvons porteur d'un herpès labialis bilatéral, très confluent. Il se plaint de douleurs sourdes et lancinantes occupant toute la face du côté gauche.

La pression même légère éveille des douleurs intenses au niveau des points de Valleix, et en particulier pour les points sus, et sous-orbitaires, naso-lobaire, auriculo-temporal et enfin au niveau de la cavité même du conduit auditif externe gauche. Il est impossible vu l'état général du sujet d'examiner la contractilité faradique des muscles.

13 octobre. Le malade n'a plus de fièvre, mais la paralysie a considérablement augmenté. Aucun des muscles de la face gauche ne répond au courant faradique.

La sensibilité tactile et la sensibilité électrique paraissent à peu près égales des deux côtés, mais spontanément le malade éprouve quelques douleurs dans la joue, dans l'œil et l'oreille gauches, cependant la pression sur les points de Valleix est très douloureuse.

L'herpès labialis se dessèche déjà.

Le 15. Les douleurs spontanées s'atténuent. On découvre dans le conduit auditif externe, sur le plancher, tout près de son orifice externe un îlot de vésicules d'herpès desséché. Il est bon de noter que le conduit auditif demeure la région de la face la plus douloureuse à la pression.

Pendant cinq jours le même état d'inertie musculaire persiste, mais la paralysie n'augmente pas. Les douleurs spontanées disparaissent, les points de Valleix persistent.

Le 21. 14e jour de la maladie, le malade constate pour la première fois qu'il peut mâcher plus facilement.

Il a subi tous les jours depuis le 13 octobre une séance de faradisation légère et de courte durée.

Nous remarquons pour la première fois, que la commissure labiale gauche se soulève légèrement, au moment où l'on supprime le courant faradique, de même l'orbiculaire des paupières parvient à fermer presque complètement l'orifice palpébral lorsqu'on commande au malade de fermer les yeux.

Le 22. Les mouvements de la commissure labiale gauche

lors de la suppression du courant sont plus appréciables encore, et l'on peut démontrer qu'il s'agit d'une contraction du grand zygomatique.

Même état jusqu'au 25 octobre, où l'on constate qu'il existe toujours en même temps qu'une sensibilité normale au simple contact, une hyperesthésie bien nette à la pression sur les points de Valleix.

Le 30. Quelques légers mouvements dans les muscles frontaux et sourciliers, surtout appréciables au moment où l'on supprime le courant faradique et lorsque le rhéophore est appliqué sur le frontal.

À l'état de repos, la déviation de la face est de moins en moins accusée. Les paupières se ferment spontanément d'une manière presque complète et le grand zygomatique fonctionne assez bien.

Enfin le 1er novembre, 24e jour de la maladie, le frontal répond bien mieux que la veille, le sourcilier excité directement par un courant léger déplace manifestement la tête du sourcil, et le muscle de la houppe du menton se contracte assez énergiquement lorsqu'un des excitateurs est appliqué sur lui.

Le 4. Les progrès sont très remarquables, l'orbiculaire des paupières, l'orbiculaire des lèvres, le triangulaire se contractent très énergiquement et le pli naso-génien s'accuse quelque peu.

Le 6. La sensibilité faradique paraît beaucoup moins vive du côté paralysé que du côté sain, quoique les divers autres modes de la sensibilité soient normaux. Il n'y a plus d'autre point de Valleix que le sou   itaire. On note un certain degré d'hyperexcitabilité musculaire au choc (zygomatique, triangulaire, etc.).

Le malade revu pendant plusieurs mois fut considéré comme définitivement guéri.

Observation II (inédite)
M. Letulle.

Paralysie faciale avec légère névralgie du trijumeau.

Femme de 25 ans vue en 1882 dans le service de M. Rigal. Elle est atteinte d'une paralysie faciale légère du côté gauche, datant déjà de quatre semaines.

Cette paralysie qui respectait les muscles du voile du palais et ne s'accompagnait pas de troubles du goût, était déjà en voie de guérison notable lorsque la malade fut vue la première fois. L'orbiculaire des paupières commençait déjà à se contracter faiblement, et la sensibilité cutanée de la région était intacte sous toutes ses formes. La malade n'avait suivi aucun traitement.

La seule chose à remarquer était une légère névralgie faciale du même côté, caractérisée par quelques élancements douloureux et rapportés par la malade au niveau de la joue, du menton et de la région de l'oreille. La pression méthodique permit de constater qu'il existait trois points douloureux de Valleix bien caractéristiques (points sous-orbitaire, mentonnier et auriculo-temporal). Il n'y avait pas de troubles de la calorification ni de troubles vaso-moteurs. En somme il s'agissait d'une légère névralgie faciale compliquant une paralysie de la septième paire. La malade fut soumise au bromure de potassium, et au bout de trois semaines elle était guérie.

Observation III (inédite)

Due à M. E. Besnier, communiquée à M. Letulle. (Extrait d'un mémoire inédit sur les paralysies motrices consécutives au zona.)

Paralysie faciale périphérique consécutive à un zona cervico-occipital.

M. X.., après avoir éprouvé pendant plusieurs semaines des douleurs vives dans la région cervicale du côté droit, douleurs prémonitoires qui avaient permis au Dr Ernest Besnier d'annoncer l'apparition prochaine d'un zona, fut atteint d'un zona étendu de la région cervico-occipitale droite.

Au moment de la dessiccation complète de l'éruption zostérienne qui d'ailleurs était demeurée bénigne, on vit apparaître vers la fin de la deuxième semaine une paralysie faciale du même côté. Cette paralysie de la face dans laquelle l'orbiculaire était atteint et qui présentait tous les caractères d'une paralysie périphérique, disparut au bout de six semaines sans laisser la moindre trace.

M. Besnier en communiquant cette observation à M. Letulle ajoutait quelques réflexions intéressantes.

Il notait, entre autres choses, que le malade n'avait pas eu notion du refroidissement auquel était probablement due l'éruption zostérienne, et il ajoutait : « Mais il n'est pas du tout probable qu'un autre refroidissement ait pu se produire secondairement à l'éruption, car avant même que cette éruption ne se fut manifestée, toute la région latérale droite de la tête avait été largement enveloppée dans de l'ouate. Au moment de l'apparition de la paralysie faciale, la face, la nuque et le cou étaient encore enfouis dans la couche chaude de coton. D'ailleurs les conditions hygiéniques étaient des meilleures ».

Dans l'esprit de M. Besnier, cette paralysie faciale secondaire ne devrait pas se rattacher à un coup de froid. Cet éminent observateur supposerait plutôt « un acte secondaire transmis de la lésion principale au nerf facial du même côté »

Malgré l'obscurité de ce cas, l'observation, comme le faisait encore observer M. Ernest Besnier, semble aussi peu favorable à l'idée d'une action directe du froid de premier ou de deuxième jet.

En d'autres termes le froid n'a pas agi davantage pour provoquer le zona que pour la paralysie faciale.

« Non seulement à cause du temps écoulé entre le début du « zona et le début de la paralysie faciale, mais encore à cause « du peu de probabilité de l'action tardive d'un air froid. »

OBSERVATION IV (INÉDITE)

M. LETULLE

Grossesse. — Paralysie faciale gauche. — Névralgie du trijumeau.

La nommée Des.... Lucie, blanchisseuse, âgée de 20 ans, entre le 14 août 1886, à l'hôpital Tenon, salle Roger, n° 16, dans le service du D' Dreyfus-Brissac suppléé par M. Letulle.

Les antécédents de famille manquent.

Antécédents personnels. — Jamais de maladie antérieure, réglée régulièrement. Grossesse remontant à sept mois environ.

Femme nerveuse, mais n'ayant jamais eu d'attaques.

Depuis le commencement de sa grossesse, elle a eu plusieurs syncopes et souffre de crampes dans les jambes. Jamais d'œdème.

Début. — Subitement en pleine santé, il y a neuf jours, après avoir couché dans une chambre chaude sans courant d'air, elle fut prise le matin en se levant d'une syncope. Sans cause appréciable, elle tomba sur le parquet et resta une heure sans connaissance. Elle s'était évanouie à huit heures, et revint à elle à neuf heures moins dix. Elle se sentit un peu fatiguée, mais put néanmoins se rendre à son travail. Vers trois heures de l'après-midi les autres ouvrières et elle-même, s'aperçurent qu'elle avait la *bouche de travers et qu'elle ne pouvait plus fermer l'œil gauche.* En même temps ou plutôt quelques heures après, elle ressentit *des douleurs dans le côté gauche de la face.* Il est à noter que l'atelier dans lequel elle travaille, présente, dit la malade, cinq ou six ouvertures continuellement ouvertes. La paralysie a été en progressant jusqu'au lendemain, elle a duré ainsi trois ou quatre jours et a déjà diminué notablement, lorsque la malade se présente à l'hôpital. *La névralgie au contraire, aurait plutôt, paraît-il, augmenté jusqu'à maintenant.*

État actuel. — Hémiplégie faciale gauche incomplète. Au repos la face est très peu déviée, le sillon naso-génien gauche est effacé et la commmissure droite un peu élevée.

Ces signes s'accentuent lorsque la malade rit ou parle, la commissure est alors attirée assez facilement en haut et en dehors. L'orbiculaire des paupières est atteint et l'occlusion de l'œil gauche impossible. La langue ni le voile du palais ne sont pas déviés.

Pas de troubles du côté de l'excrétion des larmes ni de l'audition. En même temps la malade se plaint de douleurs névralgiques du côté gauche, pas très fortes, augmentées par les mouvements, et l'exploration fait reconnaître un certain nombre de *points douloureux à la pression. Les points sont les suivants : sus-orbitaire, nasal et palpébral ; sous-orbitaire, malaire, dentaire, temporo-maxillaire, mentonnier, lingual, et aussi les points apophysaires* de Trousseau.

L'exploration électrique avec des courants faradiques fait constater que la contractilité est intégralement conservée, cependant l'électrisation est plus douloureuse du côté malade.

Pas de phénomènes généraux. Pas de sucre ni d'albumine dans les urines. Au bout de trois jours il n'y a plus que de la parésie.

La névralgie ne persiste pas et il ne reste plus que la douleur à la pression sur les points susindiqués.

Le 20. La malade sort de l'hôpital complètement guérie de sa paralysie. Les points douloureux persistent seuls, mais atténués.

OBSERVATION V (PERSONNELLE, INÉDITE)

Paralysie faciale chez une hystéro-épileptique. — Névralgie du nerf d'Arnold. — Hémianesthésie de la face. — Troubles de la sécrétion lacrymale.

La nommée P... Rosalie, âgée de 29 ans, cuisinière, entre le 19 septembre 1888, à l'hôpital de la Charité, salle Cruveilhier, n° 16, dans le service du Dr Féréol, suppléé par M. Gaucher.

Antécédents héréditaires. — Père et mère bien portants, âgés tous deux de 60 ans.

Père chauve de bonne heure, quelques douleurs vagues dans les jointures. Pas d'autres signes d'arthritisme.

Mère migraineuse.

Une sœur et deux frères bien portants et de tempérament calme, nous dit-elle, mais ne les a pas vus depuis longtemps.

Ne peut nous donner de renseignements précis sur ses ascendants et ses collatéraux.

Antécédents personnels. — Délicate, mais n'a pas eu de maladie grave.

Étant jeune n'a pas eu d'attaques de nerfs, mais elle était très peureuse, avait des terreurs nocturnes. Si elle se coupait un peu elle se trouvait mal à la vue de quelques gouttes de sang.

Réglée à 20 ans seulement, et assez mal. Nie alcoolisme et syphilis : n'en porte pas de traces.

Il y a quatre ans elle quitte son pays à la suite d'un grand chagrin. Elle tombe dans une grande tristesse. A ce moment elle fait une maladie assez grave sur laquelle elle ne peut nous donner aucune espèce de renseignements. Tout ce qu'elle peut nous dire, c'est que son intelligence était troublée, qu'elle avait des douleurs très vives dans le ventre et partout le corps. Les médecins ne savaient pas ce que c'était et changeaient souvent la médication. C'était une « maladie de nerfs », nous dit-elle.

Quelque temps après elle a le ver solitaire, à ce moment elle a deux attaques dont elle ne garde aucun souvenir précis. Tout ce qu'elle se rappelle c'est qu'elle avait assez souvent une sensation très nette de boule partant de l'épigastre, remontant à la gorge et l'étouffant. Depuis ce temps son caractère a changé, elle est devenue très impressionnable, pleure souvent et a des colères violentes. Il y a dix-huit mois, elle a eu des névralgies faciales assez douloureuses durant quelques jours et revenant, passant d'un côté à l'autre. Elle nous indique elle-même du doigt, les points sus-orbitaire et sous-orbitaire.

Le 11 septembre au soir elle est prise de douleurs vives derrière la tête et à la nuque. Elle indique comme ligne de propagation de ses douleurs les deux nerfs sous-occipitaux. Ces douleurs se calment dans la soirée. Le lendemain au réveil elle sent une gêne dans le côté droit de la bouche en déjeunant, elle se regarde dans une glace et trouve qu'elle a la bouche de travers. La paralysie faciale augmente peu à peu et devient complète le soir. Elle ne peut plus fermer l'œil droit.

Un médecin consulté lui ordonne un vésicatoire au devant de l'oreille, lui fait faire des frictions avec un baume, puis l'électrise.

Le 18 septembre elle vient à notre consultation, elle entre le lendemain.

Examen. — Paralysie faciale droite complète ; tout le côté de la face est flasque, les rides du front sont effacées, la bouche et le nez sont de travers. L'œil reste grand ouvert. Dans les mouvements tout s'accentue. Il existe de la gêne pour la mastication. Le voile du palais n'est pas dévié. La langue non plus. Légères douleurs à la pression au niveau de l'apophyse mastoïde.

En l'électrisant avec un appareil d'induction on n'obtient aucune contraction musculaire. En augmentant la force du courant on n'arrivait qu'à la faire souffrir, surtout au niveau de la région orbitaire et au-dessous de la lèvre inférieure.

Le 20. Idem. Elle trouve qu'elle a la vue un peu trouble à droite.

Le 21. L'électricité fait un peu contracter le buccinateur, mais lui seul.

Le début date de dix jours.

Dans la soirée elle a eu une *attaque*, la salle étant troublée par une malade démente qui pousse des cris.

Ses voisines nous disent qu'elle a pâli, qu'elle s'est raidie, le pouce fléchi dans la main sous les autres doigts, qu'elle a eu ensuite des secousses convulsives, que la face a grimacé penchée sur le côté droit. Elle n'a pas poussé de cris. Ses mouvements convulsifs étaient assez étendus, et elle serait tombée du lit si on ne l'avait secourue. Au bout de quelques instants très courts, elle est tombée dans un coma dont elle est sortie après quelques minutes.

Elle ne s'est souvenue de rien, et nous a dit qu'elle ne sentait pas du tout venir ses attaques.

Elle n'a pas pleuré après.

Pas d'écume ni de morsure de la langue.

Les jours suivants le buccinateur se contracte un peu mieux.

Le 23. En lui frottant et brûlant un petit papillome du doigt, elle pâlit et perd connaissance pendant quelques instants.

Le 25 au soir elle a une sensation de boule montant de l'estomac et s'arrêtant à la gorge en l'étouffant. On lui donne deux grammes de bromure de potassium.

Dans les derniers jours de septembre on constate que toute la moitié droite de la face et du front sent moins bien les piqûres.

La paralysie s'améliore lentement; séance de deux minutes d'électrisation avec un appareil d'induction.

Noix vomique.

Les zygomatiques, le triangulaire, le releveur de l'aile du nez, puis l'orbiculaire des lèvres se contractent de mieux en mieux.

L'orbiculaire des paupières ne commence à se contracter que dans les derniers jours d'octobre.

Le 29 octobre nous refaisons un examen détaillé de la malade.

Au repos la bouche est encore un peu de travers. Les plis et les rides commencent à se montrer de nouveau. L'œil peut se fermer aux trois quarts.

La sensibilité exploréo avec soin montre qu'il y a une différence très grande d'un côté à l'autre de la face. La sensibilité
redevient normale à la région hyoïdienne et au cuir chevelu,
derrière l'oreille aussi. Cette hémianesthésie faciale droite
porte sur tous les modes de sensibilité à la piqûre, au froid, au
chatouillement, à l'électricité.

Diminution légère de la sensation de contact sur la muqueuse de la joue droite.

Le réflexe pharyngien existe mais très faible.

Pas de plaques d'anesthésie sur le reste du corps.

La vue est aussi bonne à droite.

Pas de rétrécissemeut du champ visuel.

Rien à l'ouïe ni au goût.

Cependant du côté droit elle paraît sentir moins bien les
odeurs, la muqueuse lui semble plus sèche.

Pas de points douloureux stigmates d'hystérie. Pas d'ovarie.

La malade attire elle-même notre attention sur le point suivant : lorsqu'elle pleure les larmes ne sont sécrétées que du
côté sain. Du côté paralysé l'œil reste absolument sec, « je ne
pleure que d'un œil », dit-elle. Le reste du temps il lui semble
que l'œil est aussi moins humide. Elle a d'ailleurs vu un peu
trouble au début de sa paralysie. A l'examen de l'œil nous ne
trouvons rien d'anormal ; le grand angle de l'œil ne nous
paraît même pas manifestement déformé.

Le 29, nous appliquons un aimant. Elle passe une mauvaise nuit, elle est agitée et prétend qu'elle ressent des picote-
ments à la face et une pesanteur à la nuque.

Le 30. Mêmes sensations. Pas de transfert, mais nous notons
une amélioration dans la paralysie. Le sillon naso-génien est presque aussi bien marqué que du côté opposé. Au repos la déviation des traits est des plus minimes. L'œil se ferme un peu
mieux. Cependant quand elle est fatiguée de lire le soir elle peut à
peine le fermer un peu et a une douleur dans le grand angle
de l'œil.

2 novembre. Tous les muscles se contractent maintenant
sous l'influence de l'électricité, même le frontal et le sourcilier
qui jusqu'ici avaient été rebelles. L'anesthésie a presque dis-

paru, la piqûre est encore moins bien sentie, mais les sensations de froid et l'électricité sont aussi bien perçus. Elle sort de l'hôpital.

Elle revient se faire électriser tous les deux jours.

Le 12. C'est le dernier jour que nous la voyons. Il existe encore une légère déviation des traits, elle ferme presque complètement ses paupières. A l'électricité tous les muscles répondent très bien. La différence de sensibilité n'est guère appréciable.

État moral et général bons.

Observation VI (inédite)

M. Letulle

Paralysie faciale périphérique chez un névropathe. — Anesthésie de la face du côté correspondant. — Hémispasme fonctionnel.

M. X... officier, 35 ans.

Grand, fortement musclé, n'avait jamais eu la moindre maladie sauf quelques douleurs vagues, rhumatismales, dans les jointures.

Son père mourut *diabétique* vers l'âge de 65 ans à la suite d'accidents gangreneux.

Sa mère âgée de 60 ans environ est une rhumatisante obèse. Il a deux frères bien portants.

En 1851 au cours d'une expédition, M. X éprouva un chagrin profond causé par la mort d'un de ses enfants qui succomba à la diphtérie.

Deux ans plus tard au commencement de 1883, il ressentit une grosse contrariété causée par des pertes d'argent qui compromirent sa fortune.

Au mois de septembre de la même année, pendant une promenade en voiture, M. X. côtoyant le bord d'un ravin fut précipité sur la tête de la hauteur de sept à huit mètres environ.

Il en fut quitte pour de simples contusions qui n'arrêtèrent pas son service.

Quinze jours après l'accident de voiture, un matin en se réveillant, le malade s'aperçoit d'une paralysie faciale gauche complète qu'aucun refroidissement ne pouvait expliquer. Cette paralysie absolument circonscrite au département du facial fut examinée avec soin par plusieurs médecins militaires aux quels le diagnostic parut assez difficile pour qu'on ait pu parler d'une contusion ou fracture du rocher méconnue ou d'un épanchement cérébral ou méningé.

Le malade fut soumis un mois seulement après le début de sa paralysie à un traitement par les courants faradiques légers (1883).

Cinq ans plus tard, au printemps de 1888 M. X. fut soumis à notre examen, tourmenté qu'il était par des phénomènes nouveaux quoique développés lentement.

Il existe en effet un phénomène assez bizarre qui est le suivant. A l'état de repos, lorsque le malade évite de parler, la face est légèrement déviée du côté anciennement paralysé, si bien que la commissure labiale gauche paraît quelque peu remontée, et sur un plan postérieur quand on la compare à la commissure droite.

La contractilité faradique est normale, il n'existe pas d'excitabilité exagérée au choc.

Le malade vient-il à parler, aussitôt l'orbiculaire palpébral gauche se ferme presque complètement, comme pour le clignement quand l'œil est exposé à une vive lumière. En même temps, les sourcils se froncent; la peau du front correspondante se plisse verticalement, et la totalité de la joue gauche est entraînée vers l'oreille, la commissure se reculant à l'extrême limite, en donnant lieu à une grimace comparable au rire forcé. Il en résulte une gêne assez grande et une fatigue d'autant plus rapide que le malade a une parole habituellement brève et précipitée.

Il existe en outre une *anesthésie* très remarquable de tout le côté gauche de la face, toutefois cette anesthésie n'est pas complète, le malade distinguant encore le chaud, le froid, la piqûre, mais elle gagne la muqueuse buccale du même côté dans presque toute son étendue. Il n'y a pas de trouble du goût.

Ajoutons pour terminer que M. X... est un névropathe très impressionnable, fort intelligent, et qui présente ce phénomène si fréquent *chez les hystériques*, le rire convulsif.

OBSERVATION VII (INÉDITE)
M. LETULLE

Diabète. — Paralysie faciale a frigore. — Névralgie. — Rétraction légère. — Troubles névropathiques consécutifs.

Une femme âgée de 55 ans, au commencement de l'année 1887 est prise d'une *paralysie faciale droite a frigore*. L'action du froid était dans ce cas aussi démonstrative que possible, la malade ayant séjourné pendant plusieurs heures dans un corridor exposé à un courant d'air, la veille du début de sa paralysie.

Il s'agissait d'une femme obèse, dyspeptique et gastralgique depuis de longues années, puis glycosurique, son urine ne contenant jamais plus de 20 à 80 grammes de sucre. Sable urinaire. A plusieurs reprises attaques de coliques néphrétiques.

La paralysie fut traitée par les courants faradiques, elle fut complète et la contractilité ne reparut dans la face qu'au bout de longues semaines.

Pendant les six premières semaines la paralysie s'accompagna d'une *névralgie du trijumeau du même côté* que la paralysie. Les points sus et sous-orbitaire étaient surtout douloureux.

État actuel. — Rétraction notable de la face du côté paralysé; sensation habituelle de raideur dans la joue. L'orifice palpébral droit est notablement plus étroit que le gauche.

Aucun trouble de la sensibilité.

De temps à autre au moment du clignement, un léger spasme se produit dans l'orbiculaire palpébral. Mais ce qui est le plus frappant dans l'histoire de la maladie, c'est un état névropa-

thique qui semble s'être développé depuis quelques mois consécutivement à la paralysie faciale. Son caractère qui était très calme et même placide, les années précédentes, est d'une impressionnabilité extrême et d'une grande irascibilité.

La malade qui se croit guérie complètement de sa paralysie faciale, note cependant ce détail, qu'à la moindre émotion, elle éprouve une sensation de raideur, de tension dans la face du côté paralysé, qui occasionne un véritable embarras de la parole, sans qu'il y ait la moindre déviation de la langue et du voile du palais.

OBSERVATION VIII (PERSONNELLE, INÉDITE)

Paralysie faciale. — Paralysie du moteur oculaire externe, et du moteur oculaire commun. — Névralgies faciales, chez un goutteux.

M. X.., 45 ans, homme de lettres.

Antécédents héréditaires. — Grand-père maternel goutteux. Père jouissait d'une bonne santé mort à 65 ans d'une maladie d'estomac. Probablement cancer.

Mère, femme calme, atteinte de bronchite chronique et de cataracte morte à 68 ans d'une pneumonie.

Trois sœurs dont une migraineuse et dyspeptique.

Trois frères d'un premier lit dont deux sont morts d'angine de poitrine.

Antécédents personnels. — Bonne santé dans l'enfance, n'a jamais eu de maladie grave. Grand fumeur.

Homme d'une intelligence remarquable, d'une mémoire prodigieuse, a trois filles douées des mêmes qualités. L'aînée est nerveuse, impressionnable, migraineuse et a un tic du cou.

A partir de l'âge de 22 ans notre malade a eu des douleurs articulaires vagues.

A 23 ans, eczéma des fesses.

A 27 ans, poussées d'épisclérite et d'iritis pendant deux ans à l'œil gauche. Il est soigné par Desmarres et de Wecker. Il a un répit, mais plusieurs rechutes surviennent pendant huit ans. Il se fait des lésions sérieuses à l'œil droit. Il en reste une taie cornéenne.

Pendant l'hiver de 1871-72 étant dans les Alpes-Maritimes il va faire une promenade à pied dans les montagnes ; en revenant au coucher du soleil, il sent fortement l'impression du froid, d'autant plus pénible à la face qu'il y transpirait beaucoup comme d'ordinaire. Le soir même il sent une gêne dans les lèvres, comme une lourdeur. Le lendemain matin il avait une paralysie faciale complète du côté droit, la bouche était complètement de travers. L'orbiculaire des paupières était pris, il pouvait à moitié fermer les yeux. Le clignement avait disparu de ce côté. Il ressentait une sensation d'engourdissement à la joue. Pas de douleurs névralgiques. Cette paralysie s'amenda rapidement, il guérit en six semaines sans électrisation. Un médecin consulté ne lui fit faire que des frictions au baume de Fioraventi.

Au mois de mars 1873, M. X. va faire une promenade au Bois, en voiture découverte par un temps humide ; il a froid. Le lendemain son œil droit est fortement dévié en dedans. Duchenne, de Boulogne qu'il consulte lui dit qu'il a une paralysie du muscle abducteur de l'œil droit. Il lui fait une séance d'électrisation sur le tendon du muscle ce qui fut très douloureux. De plus il ne lui cacha pas ses impressions et lui laissa entendre qu'il pourrait avoir un début de maladie des centres nerveux.

Le malade alla consulter M. Onimus qui lui fit des applications du courant continu un pôle, appliqué sur l'angle externe de l'œil. Il guérit en cinq semaines complètement.

L'été suivant étant en Bretagne dans un endroit humide, il prend froid dans une promenade et il a un accès de névralgie du nerf frontal très intense. Peu après violente poussée d'iritis à l'œil droit. Il est soigné par M. de Wecker.

En 1878 les deux yeux se prennent. M. Panas le soigne comme ayant de la kératite et de l'irido-choroïdite goutteuses. Les premiers médecins consultés avaient quelque temps pensé à la syphilis. Le malade affirme ne l'avoir jamais eue.

En 1879, prenant les eaux de St-Sauveur, dès le troisième bain il a une fluxion très douloureuse à l'oreille droite. On lui parle de fluxion goutteuse. En 1880, après avoir pris les eaux de Royat, il a une poussée d'eczéma léger aux orteils, à la poitrine et sur le front.

L'hiver suivant il a sa première attaque de goutte articuculaire au pied gauche, M. le Prof. Panas lui avait annoncé qu'il en aurait tôt ou tard. Cette poussée reste bornée à l'articulation métatarso-phalangienne du gros orteil de ce pied. C'est une attaque de goutte classique avec fièvre, rougeur gonflement, veines dilatées, douleurs excessives. A la fin desquamation de la peau correspondante.

En 1883, étant sur les bord du lac d'Annecy et circulant constamment sur ce lac en bateau M. X... est pris de névralgies très violentes au front et à l'œil, sans aucune inflammation de celui-ci. Il souffre atrocement plusieurs jours. Puis il voit double, une image étant plus haute que l'autre.

Déviation de l'œil en dehors, léger ptosis. M. Guérin diagnostique une paralysie du moteur oculaire commun. Il croit à une lésion probable des centres nerveux.

M. Trélat lui fait mettre un bandeau sur l'œil et lui donne du sulfate de quinine pour ses névralgies. Elles passent. Il a une forte urticaire à la suite de l'administration de ce médicament.

La paralysie oculo-motrice dure environ un mois et guérit sans traitement.

De 1881 à 1885 M. X... a des attaques de goutte deux en moyenne par an et durant chacune de trois à six semaines.

Les deux gros orteils sont pris alternativement, jamais les deux à la fois. Les dernières attaques s'étendent aux jointures du tarse.

En 1885 le malade prend de la *poudre de Pistoia* (poudre de gentiane). Au bout de quelque temps il a des crampes d'estomac et une attaque de goutte légère.

Sur le conseil d'autres goutteux il continue néanmoins et pendant un an environ il en prend un paquet par jour. M. X... prétend qu'avec cette poudre son appétit est augmenté, ses selles plus abondantes et que ses urines qui contenaient souvent des dépôts de sable et d'urates sont devenues claires.

Depuis lors il en prend trois fois par an une quinzaine de jours environ. Quoi qu'il en soit de la valeur thérapeutique de cette poudre, il est certain que depuis lors, M. X... n'a eu que des attaques de goutte avortées, caractérisées par du gonflement et de la rougeur modérés. Il n'a plus eu de poussées d'irido-choroïdite. Sa vue reste la même, c'est-à-dire très médiocre.

Il n'a eu que quelques petits placards d'eczéma.

Actuellement la santé est excellente.

Pas de sucre ni d'albumine.

Au moment où nous écrivons ces lignes M. X... a une attaque de goutte au pied gauche plus violente que les précédentes.

OBSERVATION IX (INÉDITE)

Communiquée par notre excellent collègue et ami L. ALCINDOR.

Paralysie faciale périphérique; douleurs vives dans les muscles du tronc et dans les membres; absence du réflexe patellaire, signe de Romberg. — Fièvre au début. — Guérison complète avec la persistance du signe de Westphall.

X...., marchande de poissons, 28 ans, entre au service de M. Desnos le 2 août 1888.

Antécédents héréditaires. — Père mort hémiplégique à 82 ans. Mère morte à 64 ans, peut-être d'une maladie du foie (elle était ictérique). Un frère mort à 34 ans de tuberculose pulmonaire.

Antécédents personnels. — Bonne santé habituelle. Pas de syphilis.

Variole en 1870.

La malade se reconnaît un caractère emporté; elle se laisse aller facilement aux larmes et au rire. Son nervosisme ne va pas au delà. Jamais de perte de connaissance, ni de chute, ni do crise; aucun trouble antérieur de la sensibilité générale ni spéciale.

Aucune atteinte antérieure de rhumatisme.

27 juillet. Sans aucune raison appréciable (la malade n'avait pas plus travaillé que d'ordinaire; elle ne se rappelle pas non plus s'être exposée au froid), elle a commencé à éprouver des fourmillements dans les membres inférieurs et dans les doigts.

Le lendemain 28, elle s'aperçoit au réveil que ses articulations sont comme raidies; la marche lui est douloureuse. Ce sont les membres inférieurs qui sont le siège de ces douleurs provoquées par la marche.

Le 29, elle va à la consultation du Bureau Central, on lui prescrit trente grammes de sulfate de soude et des bains sulfureux.

Du 29 juillet au 1er août aucune amélioration, malgré le traitement, au contraire la malade souffre de plus en plus; les douleurs gagnent le tronc et y deviennent très vives. Elle renonce le 1er août à tout travail.

Ce même jour, pour la première fois, les personnes qui l'entourent lui disent *qu'elle a la bouche déviée d'un côté*.

Le lendemain 2 août, elle vient à la consultation de M. Desnos qui l'admet dans son service. Elle a fait à pied le chemin de chez elle à l'hôpital, mais avec peine, et elle a dû s'arrêter plusieurs fois en route.

État à l'entrée. — Femme à l'aspect vigoureux.

Troubles de la sensibilité. — La malade attire tout d'abord l'attention sur ses *douleurs*. Quand elle est couchée dans son lit, elle ne se plaint pas. Vient-elle à s'asseoir, elle accuse des douleurs dans la paroi abdominale antérieure, au-dessous du sternum, et dans le dos à droite et à gauche de la colonne vertébrale, au niveau des masses sacro-lombaires. La pression des masses musculaires accentue ces douleurs que la malade caractérise mal.

Quand elle marche, elle éprouve de vives douleurs aux deux membres inférieurs, dans toute leur longueur, dit-elle, mais surtout aux articulations des genoux et des cous-de-pied.

Légère céphalalgie.

En *certaines régions la sensibilité générale est très diminuée,* mais non complètement abolie. On observe de ces *plaques* à la partie supérieure et antérieure de l'avant-bras gauche, à la face dorsale de la main gauche, à la face antéro-externe de la jambe gauche, aux deux tiers antérieurs de la plante des pieds.

Aussi quand la malade marche, prétend-elle sentir mal le sol sous ses pieds.

Pas de dyschromatopsie. Pas de rétrécissement des champs visuels.

Motilité. Paralysie faciale du côté gauche. — Les faciaux supérieur et inférieur sont pris : la bouche est déviée à droite, l'œil ne peut se fermer. Déviation de la luette.

A l'exploration faradique les muscles de la face réagissent.

A l'exploration dynamométrique on obtient vingt pour la main droite, 11 pour la main gauche.

En marchant, la malade *talonne.* D'ailleurs, elle lance ses pieds droit en avant et non pas follement comme d'ordinaire les ataxiques. Elle ne peut se tenir droite les yeux fermés et tomberait si on n'y prenait garde (signe de Romberg).

État des réflexes. — *Réflexe patellaire aboli.* Réflexes pharyngiens et pupillaires conservés. *Symptômes généraux.* Fièvre modérée (38°,2).

Tel était l'état de la malade au 2 août. S'agissait-il d'une paralysie faciale périphérique simple, d'une ataxie locomotrice débutant par une paralysie faciale, ou d'une hystérie ? On ne se prononça pas immédiatement entre ces trois hypothèses.

Traitement : pilules de nitrate d'argent.

Le 10. Aucune modification dans les symptômes subjectifs. La fièvre qui n'a jamais monté au delà de 38°,5 a disparu le 8 août. On prescrit de l'antipyrine.

Le 15. Pas d'amélioration sensible. La marche reste très douloureuse, au point que la malade ne peut même essayer de marcher. *La déviation faciale s'est plutôt accentuée.* Suppression de l'antipyrine. On ordonne des douches froides.

Le 20. Légère amélioration, du moins au point de vue des douleurs. Les autres symptômes ne sont pas modifiés.

Le 25. Les douleurs diminuent rapidement d'intensité. La malade marche assez facilement. Elle talonne moins. *La paralysie faciale est stationnaire.*

La sensibilité se récupère aux régions indiquées plus haut. La malade ne sent pourtant pas bien encore le sol en marchant. Le réflexe rotulien reste aboli.

10 septembre. Les plaques où la sensibilité était si fort émoussée ne peuvent plus se déceler que par un examen minutieux fait avec la pointe d'une épingle.

La déviation de la commissure labiale semble moins marquée. La malade qui avait ces temps derniers de la peine à déplacer les aliments dans sa bouche de gauche à droite, déclare qu'elle y réussit mieux. L'orbiculaire palpébral gauche n'est pas modifié.

La malade est soumise tous les deux jours à la faradisation des muscles de la face qui ont conservé leur réaction électrique.

État à la sortie au 4 octobre. — Toutes les douleurs que provoquait la contraction ou la pression des muscles ont disparu.

La malade marche avec la plus grande facilité. Sensibilité générale partout normale. *Aucune trace de déviation faciale. L'orbiculaire palpébral gauche a retrouvé l'intégrité de son action.* La marche est normale. La malade ne talonne plus. Elle ne présente plus le signe de Romberg. Le réflexe patellaire reste aboli.

Notre collègue en nous remettant cette observation, conclut en croyant qu'il s'agit d'une paralysie faciale rhumatismale avec douleurs musculaires et troubles de la sensibilité de même nature, chez une femme qui normalement ne présente pas le réflexe patellaire, celui-ci manquant normalement chez un certain nombre d'individus.

OBSERVATION X

XIV du 1er mémoire de NEUMANN.

Paralysie faciale droite. — Diabète.

Mme G..., soixante ans. Pas de renseignements précis quant aux *antécédents de famille*. Mme G... a toujours été très nerveuse ; depuis quelques mois, à la suite de chagrins profonds, son nervosisme s'est beaucoup accentué. La malade est diabétique depuis plusieurs années déjà. Il y a huit jours (12 mai 1885), paralysie faciale survenant brusquement ; la malade ne s'est pas exposée au froid et ne sait à quelle cause imputer l'hémiplégie.

Il s'agit bien d'une paralysie périphérique complète, portant sur tous les muscles placés sous la dépendance de la septième paire. L'examen électrique, pratiqué à diverses reprises, nous permet de constater qu'il y a une diminution sensible de la contractilité faradique des muscles de la face du côté droit, pas de modifications de la contractilité galvanique, pas de réaction de dégénérescence.

La guérison ne survient qu'au bout de huit mois, et encore est-elle incomplète ; les muscles orbiculaire des paupières, frontal et releveur de la lèvre supérieure n'ayant recouvré qu'imparfaitement la contractilité volontaire.

OBSERVATION XI

Observation XV du 2e mémoire de NEUMANN.

Paralysie faciale périphérique chez un ataxique syphilitique et de souche neuropathique.

P... Joseph-Bertrand, âgé de 37 ans, télégraphiste, entre au service de M. Charcot le 24 octobre 1887.

Antécédents héréditaires. — Grand-père et grand'mère paternels sans affection nerveuse; père rhumatisant mort d'une affection cardiaque. Grand-père maternel aurait eu une affection nerveuse qu'on cachait dans la famille. Grand'mère maternelle très nerveuse. Mère morte hémiplégique; un cousin germain de la mère mort aliéné.

Antécédents personnels. — Rougeole, scarlatine et fièvre typhoïde dans l'enfance. En 1880 le malade a contracté la syphilis. Au mois de mars 1881, trois mois après l'apparition des accidents syphilitiques, le malade s'est aperçu qu'il ne pouvait plus ouvrir qu'incomplètement l'œil droit ; le ptosis dura cinq mois environ.

En 1883, trois ans après le début de la syphilis, ont paru les premières *douleurs fulgurantes,* se manifestant surtout dans la cuisse droite; depuis ce temps, ces crises douloureuses n'ont pas cessé de se reproduire plusieurs fois par jour en augmentant de fréquence et d'intensité. A ces phénomènes tabétiques il convient d'ajouter l'affaiblissement des organes génitaux, des troubles vésicaux (incontinence d'urine) et la diplopie qui ne s'est montrée qu'en 1886.

Il y a huit jours, le malade a été pris d'une *paralysie faciale gauche* qu'il croit devoir rapporter au froid, se trouvant exposé à un courant d'air perpétuel dans le bureau où il travaillait. L'hémiplégie de la face est complète les réactions électriques sont normales.

OBSERVATION XII

SIMEON SNELL. *Société ophtalmologique de Londres,* mai 1883. Observation XXIV de la thèse E. BLANC. 1886.

Paralysie périodique de la 3e paire. — Migraine. — Paralysie faciale.

Une petite fille de 8 ans est atteinte depuis l'âge de 10 mois de crises de céphalalgie et de vomissements, pendant lesquels l'œil se fermait temporairement.

Au cours d'une de ces attaques, qui s'était déclarée pendant lo séjour à l'hôpital, on constato uno *vive douleur* dans lo sourcil gaucho, uno paralysie complèto do la 3ᵉ pairo gaucho et *de tous les muscles innervés par le facial du côté corres- pondant.* Deux mois après, les symptômes les plus saillants avaient disparu ; mais les mouvements du globe oculaire étaient demeurés imparfaits et la pupillo réagissait à peine à la lumièro. M. Ernest Clarke dit avoir observé un cas semblable chez uno fillo de 12 ans, sujetto à des migraines qui se renouvelaient toutes les six semaines ; le strabisme divergent, lo ptosis ot la dilatation pupillairo duraient en général plusieurs jours.

OBSERVATION XIII

Extraite d'un mémoire inédit sur les troubles de la sensibilité dans la paralysie faciale. Cette observation figure dans la thèse de FOUCHER (1886) au n° 11. Elle n'y a pas été publiée tout à fait intégralement.

Paralysie faciale gauche a frigore. — Rétraction légère con- sécutive. — Hémianesthésie faciale gauche persistante. — Douleurs névralgiques. — Migraines, hémicranie gauche. — Troubles de la sensibilité gustative (retard). — Hémi- anesthésie buccale et conjonctivale. — Troubles vaso-mo- teurs et sécrétoires.

Le nommé II..., israélite, mercier, âgé de 24 ans.

Névropatho, très impressionnable, exalté, mais n'ayant jamais eu de manifestations hystériques proprement dites, ni de syphilis, sujet à des migraines depuis son enfance, a été pris il y a un an d'une paralysie faciale gaucho qui semble avoir été causée par un coup de froid. Au moment où le malade est vu pour la première fois, il présente une déviation notable de la face du côté gauche, cette déviation est caractérisée par une légère contracture des muscles zygomatiques.

L'orbiculaire des paupières se ferme complètement, mais le front et la joue sont immobiles à l'occasion des mouvements volontaires.

Ce malade présente en outre des phénomènes remarquables dont le premier consiste en une hypersécrétion des larmes du côté gauche, qui ne se présente qu'à l'occasion des mouvements de la mastication. Dès que la mastication commence, le malade sent comme il le dit, les larmes lui monter à l'œil gauche, et il est aussitôt obligé de se moucher ; il ne peut arriver à s'alimenter convenablement qu'en maintenant un mouchoir appliqué sur son œil fermé. Il y a hypersécrétion lacrymale et non pas seulement épiphora.

La sensibilité de la face mérite encore l'attention. Normale à droite, la sensibilité du côté gauche est diminuée. Il n'existe aucun autre phénomène douloureux dans le côté paralysé, qu'une douleur névralgique apparaissant fréquemment au niveau du conduit auditif externe. Notons en outre une anesthésie très nette de la muqueuse conjonctivale et de la muqueuse buccale au niveau de la joue, du même côté.

La recherche de la sensibilité gustative a été faite, et a donné le résultat suivant : sensations sapides affaiblies du côté gauche en général, sensations sucrées non perçues ; sensations salées perçues mais faiblement, avec un retard évident ; sensations amères retardées et moins nettes qu'à droite.

Pendant l'examen il se produit un phénomène sur lequel le malade attire l'attention : d'énormes perles de sueur apparaissent sur le nez, elles sont beaucoup plus nombreuses du côté gauche que du côté droit ; de même pour la région frontale.

La faradisation du côté gauche produit tout d'abord une sensation moins appréciable qu'à droite. Au bout de quelques instants le malade éprouve un engourdissement vague, et par moments une douleur assez vive qu'il rapporte au niveau des arcades dentaires. Le courant faradique donne une contraction extrêmement faible dans tous les muscles innervés par le facial gauche, sauf pour l'orbiculaire.

Depuis le début de la paraly   faciale, le malade a remarqué que les accès de migraine qui jadis variaient d'un côté à l'autre, occupent de préférence le côté gauche avec irradiations dans toute la face. En outre les accès sont plus fréquents que jadis, et se reproduisent deux fois par semaine en moyenne. Les sens de la vue, de l'ouïe, de l'odorat sont intacts.

Les cheveux de la région frontale gauche sont plus clair-semés qu'à droite.

Le malade est soumis à l'électrisation faradique avec inter-mittences lentes, une ou deux minutes par jour. Au bout de quatre mois il y a une amélioration réelle, l'anesthésie de la muqueuse buccale et de la joue ont disparu, le goût est rede-venu normal. De temps en temps le malade souffre de dou-leurs dans l'oreille gauche.

L'hypersécrétion des larmes persiste encore, mais diminuée. L'orbiculaire des lèvres se contracte très bien ; les zygoma-tiques fonctionnent presque normalement.

Le malade souffre simplement d'une sensation d'empâtement dans la lèvre et la joue gauche ; une certaine déformation des traits persiste encore à l'état de repos.

Revu plusieurs années après : la déformation de la face n'a jamais complètement disparu, mais le malade sous l'influence du traitement, a recouvré ses mouvements volontaires.

M. Letulle a vu le frère de ce malade qui avait eu une para-lysie faciale terminée par la guérison. C'était un homme froid et placide qui contrastait grandement avec son frère.

Il eut une nouvelle paralysie faciale du même côté qui gué-rit en un mois.

M. Neumann a consigné ces deux observations dans son pre-mier mémoire.

Il a vu aussi la sœur de ces malades, hystérique, qui a eu une paralysie faciale gauche grave. Il a relevé les antécédents héréditaires de ces trois frères qui sont : Grand'mère maternelle morte à la suite d'une affection mentale après avoir eu le délire de persécution, père mort d'une congestion cérébrale à l'âge de cinquante-cinq ans, une tante du côté paternel morte à la suite d'une paraplégie. Mère rhumatisante, très nerveuse, sujette à des migraines périodiques.

Observation XIV (résumée)

M. LETULLE. *Arch. de physiol.*, 1882, p. 162.

*Sur un cas de zona ophtalmique gangréneux compliqué de
paralysie faciale.*

Pep., Jean, cuisinier, entre le 25 avril dans le service du Prof.
Vulpian.

Antécédents. — Santé robuste, deux attaques de rhumatisme articulaire aigu, il y a 15 et 17 ans; quelques poussées d'eczéma. Il est pris depuis six jours d'une affection douloureuse.

19 avril. Douleur vague sur toute la région frontale droite
et au niveau de l'angle externe de l'œil droit.

Le 20. Douleur insupportable dans la région fronto-pariétale
droite, la paupière supérieure est le siège d'une cuisson très
pénible. Depuis ce jour la douleur n'a fait que s'accroître, elle
est devenue atroce; le 24 avril une éruption vésiculeuse a commencé.

État à l'entrée. — Éruption vésiculeuse sur la région frontale droite, limitée d'une part par la ligne médiane, de l'autre
par une verticale passant par le milieu du sourcil. Elle siège
aussi sur la racine du nez et l'angle interne de l'œil, sur la paupière supérieure droite; sur l'aile du nez il existe un petit
groupe au niveau du filet naso-lobaire.

L'éruption respecte le cuir chevelu, elle est déjà en voie de
dessiccation.

De plus *rougeur* très vive et desquamation épidermique
sur la région frontale droite, les deux paupières et la presque
totalité de la joue droite. Il n'existait aucune cause d'irritation
locale, la face étant enveloppée dans de l'ouate dès le début de
la maladie.

Œdème notable de la région érythémateuse au niveau du
front. L'œdème et la rougeur sont moins vifs sur toute l'étendue du cuir chevelu et les régions pariéto-temporales droite et

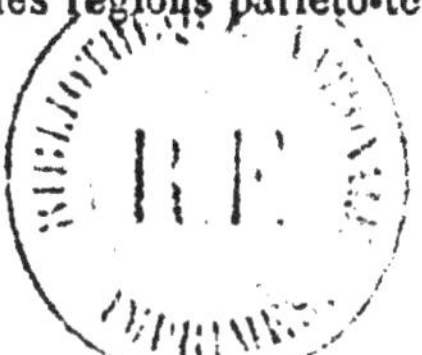

D.   7

gauche, jusqu'au niveau d'une ligne passant en arrière des oreilles.

A la main la *température* semble notablement plus élevée dans toute cette région.

L'œil droit s'ouvre difficilement, la conjonctive bulbaire et palpébrale est rouge ; léger chémosis. Rien à la cornée et à l'iris.

L'apparition de l'éruption semble avoir diminué les douleurs. La sensibilité paraît diminuée dans le voisinage des plaques d'herpès, dans le département des sus-orbitaire et sous-orbitaire droits. On ne trouve pas de plaques d'hyperesthésie. Dès le surlendemain de son entrée, la douleur a presque complètement disparu, la pression sur les points d'émergence des sus et sous-orbitaire est encore assez pénible.

Les ganglions sous-maxillaires sont engorgés, plus du côté du zona.

Le 29. Plaques de gangrène sur le front et la racine du nez. Ces îlots de gangrène semblent occuper la peau dans toute son épaisseur.

1er mai. L'œdème a diminué, la suppuration des plaies est abondante. Il n'y a plus de douleur.

Les jours suivants la réparation continue.

Le 7. Douleurs dans la région du sus-orbitaire et du nasal.

Le 9. Quelques douleurs plus vives dans la région pariétale droite. En somme il ne se passe guère de journée sans quelques douleurs, mais variables en intensité et en étendue.

Le 10. La cicatrisation est complète dans la région frontale où elle se montre sous forme de plaques blanches déprimées.

Ce jour apparaît une *paralysie faciale droite*. Déviation de la bouche, face légèrement entraînée à gauche, rides disparues, orbiculaire palpébral pris car il ne peut oblitérer complètement l'orifice palpébral.

Le voile du palais et la langue sont intacts, l'ouïe est normale.

Les muscles réagissent également des deux côtés par les courants faradiques. Donc on a affaire à une paralysie périphérique incomplète, portant uniquement sur les muscles sous-cutanés.

On recherche avec soin l'état de la sensibilité. Elle est manifestement diminuée et presque abolie sous toutes ses formes dans le territoire du sus-orbitaire; diminuée dans la région du menton.

Elle est normale à gauche.

Les points douloureux à la pression sont les sus et sous-orbitaire, malaire, condylien; mentonnier peu accentué. D'ailleurs le malade éprouve une douleur diffuse, sorte de sensation de pesanteur douloureuse dans toute la moitié droite de la face.

Il semble que ces douleurs soient plus nettes depuis l'apparition de cette paralysie faciale.

Les jours suivants la paralysie faciale s'accuse davantage. La contractilité faradique est diminuée, puis abolie pour tous les muscles du côté droit.

L'anesthésie persiste.

Faradisation.

Le 18. La sensibilité paraît revenir dans les régions du sus-orbitaires, du sous-orbitaire et du nasal.

Toute l'étendue des téguments envahis par le zona est d'un rouge violacé. La cicatrisation est partout terminée.

A cette date apparition d'*une sciatique droite*. Attribuée par le malade au refroidissement ainsi que les douleurs et la paralysie faciale. Son lit est près d'une fenêtre qui ferme très mal, et il s'était toujours plaint de courants d'air.

Le 21. Par les courants continus quelques muscles de la face se contractent; quelques autres se contractent même volontairement.

La faradisation n'amène aucune contraction.

Les jours suivants les muscles recouvrent peu à peu leur contractilité.

État à la sortie, le 30 mai. — La sensibilité est toujours diminuée. Anesthésie absolue là où était le zona. Les douleurs spontanées ont presque complètement disparu.

L'œil se ferme bien, la totalité de la face droite est un peu affaissée, mais elle est mobile sous l'influence de la volonté.

Ce fait est intéressant parce qu'on y voit :

1° Un zona ophtalmique précédé de douleurs violentes.

Une irritation intense des téguments de la face et du front étendue à la joue du côté malade et même au front et au cuir chevelu du côté sain. L'œdème et l'érythème donnent lieu à une desquamation dans le département du maxillaire supérieur, véritables troubles trophiques aigus, dont l'expression extrême fut l'herpès zoster circonscrit aux rameaux de l'ophtalmique.

2° Une adénite sous-maxillaire bilatérale.

3° Des îlots de gangrène.

4° Une paralysie faciale périphérique et superficielle, le 20° *jour* de la maladie.

5° La névralgie faciale redouble à ce moment.

6° Sciatique du même côté.

Cette paralysie faciale constitue un épiphénomène intéressant dans le cours du zona ophtalmique.

OBSERVATION XV

Obs. XIV de la thèse de TESTAZ (1887).

Douleurs. — Zona de la face. — Paralysie faciale gauche.

Le nommé Emile L... 18 ans, bijoutier, entre le 12 février 1888, salle Andral, n° 29.

Pas d'antécédents à noter.

Le 22 janvier, après avoir pris un bain, il eut froid en se promenant tard le soir. Deux jours après il éprouve une forte douleur dans le fond de l'oreille avec battements dans la tête le soir, en se couchant, comme si on lui tiraillait ou perforait le tympan.

Pas de douleurs ailleurs, mais il survient des démangeaisons au côté gauche de la face, qui parait enflé. Le lendemain matin du jour où il a commencé à sentir la douleur, il se fit une éruption de vésicules pleines d'un liquide incolore; au bout de trois jours elles se transforment en croûtes qui démangent davantage. Ces vésicules sont disposées en trois groupes arrondis : l'un grand comme une pièce de cinq francs, au niveau de la pommette; les deux autres grands comme une pièce de 50 cent. au milieu de la joue et à un centimètre de la commissure labiale ; du côté droit absolument rien. Un médecin porta sur cette affection le diagnostic de zona. Les dents du côté gauche étaient douloureuses au point que le malade ne pouvait mâcher les aliments, les gencives saignaient.

Vers le 6ᵉ jour, toute douleur disparut mais le malade s'aperçut tout à coup que sa bouche était fortement déviée à droite. Les aliments s'accumulaient dans le sillon gengivo-buccal. Le malade ne peut siffler ni jouer de la flûte. La salivation est abondante, l'œil gauche se ferme mal. Il y a de l'épiphora. Les phénomènes de paralysie durent depuis cinq jours, tout en décroissant un peu.

État général a toujours été bon.

Le 9. Reprise des douleurs et le malade entre à l'hôpital le 12 février.

Le 13. État actuel :

La douleur existe à l'entrée du conduit auditif externe. La région présente un peu de rougeur diffuse. La douleur est vive au niveau du tragus. Il y a un peu de douleur à la pression sur le trajet du nerf maxillaire inférieur et au niveau de la pommette. On ne réveille pas de douleurs à la pression du front, de la tempe et des trous sus-orbitaire, sous-orbitaire et mentonnier. La sensibilité explorée avec une épingle est conservée. Sur la peau on voit des taches rougeâtres aux points où siégeaient les croûtes, traces des anciennes vésicules d'herpès. Il y a un peu d'asymétrie faciale, toutefois la bouche n'est pas déviée sauf quand la malade montre ses dents. La commissure gauche présente quelques petits mouvements convulsifs, il existe une sorte de tic dans le côté gauche de la face. La langue n'est pas déviée, la luette l'est énormément à droite. La déglutition, difficile dès les premiers jours, s'effectue bien maintenant. La salivation qui était abondante est normale. L'œil ne peut se fermer complètement.

L'ouïe très affaiblie à gauche ; une montre appliquée sur l'oreille est entendue un peu, mais à deux ou trois centimètres elle ne l'est plus.

Le goût est un peu plus altéré, car de l'acide salicylique, mis sur la moitié gauche de la langue, n'est pas perçu.

Etat général bon.

Le 15. Le voile du palais n'est plus dévié, la douleur disparaît le soir, l'œil se ferme complètement avec un peu d'effort. L'ouïe revient un peu.

Le 17 plus de douleur, même à la pression. Il reste un peu de déviation de la bouche quand la malade montre ses dents.

Le 20 il reste un peu de faiblesse lors de la fermeture de l'œil.

Sortie de l'hôpital.

En résumé zona de la joue gauche deux jours après avoir pris froid. Quatre jours après l'apparition du zona, paralysie faciale du même côté, légère puisqu'elle guérit au bout d'un mois. Cette paralysie porte sur les branches profondes du facial, sur l'une d'elles au moins puisque le voile du palais est dévié. Le tout avec douleurs d'oreille et de la tête.

Observation XVI

Despagnet. *Recueil d'ophtalmologie de 1882.*

Diabète. — Paralysie faciale. — Paralysie de la 3e paire.

Homme âgé de 60 ans, a une paralysie faciale a *frigore*, l'affection guérit en six semaines.

En 1881, il a une paralysie de la 3e paire qui disparaît rapidement.

Pas de syphilis, d'ataxie, de rhumatisme, pas de refroidissement.

Urine, 4 litres par jour, et a 15 gr. de sucre par litre.

Observation XVII (résumée)

Gazette des hôpitaux, 1856, p. 513. Observation recueillie dans le service de LEGROUX à l'Hôtel-Dieu, par M. MILLARD, interne.

Paralysie a frigore de la 7e et de la 5e paires. — Guérison.

Garçon âgé de 17 ans, coiffeur. Bonne santé antérieure.

Trois jours avant son entrée il s'est couché étendu sur le côté droit sur un tas de cailloux.

Le lendemain il a une paralysie faciale, sans aucune douleur. Du reste il n'en présenta jamais dans le cours de sa maladie.

C'est une *hémiplégie faciale droite* des plus nettes. L'orbiculaire palpébral est pris. La luette est très déviée, le voile du palais abaissé dans sa moitié droite.

La région mastoïdienne et latérale droite du cou paraît gonflée, mais il n'y a ni rougeur, ni douleur à la pression ; « *pourtant le petit malade a dit avoir un peu de torticolis* ».

Troubles de la sensibilité. — La sensibilité de la peau de *toute la moitié droite* de la face est diminuée, les piqûres d'épingles y sont à peine senties. De même pour la *conjonctive palpébro-oculaire* droite.

La pituitaire droite ne réagit pas au chatouillement.

Anesthésie de la lèvre droite et de la muqueuse buccale.

Sur le voile du *palais* et la *luette* la sensibilité est bien plus faible à droite qu'à gauche.

La narine droite a perdu l'odorat.

L'ouïe est intacte.

Deux jours après amélioration marquée déjà, surtout du côté de la sensibilité.

Le 9e jour amélioration sensible.

Retour à l'état normal de la sensibilité de la peau et des muqueuses ; il paraît même y avoir de l'*hyperesthésie* du côté primitivement anesthésié.

Amélioration progressive. Le malade sort de l'hôpital au

bout de trente-quatre jours de maladie ; il présente à peine une légère déviation de la bouche quand il rit.

Les sensibilités générale et spéciale sont revenues peu à peu à la normale.

Le traitement avait consisté surtout en sept vésicatoires successivement appliqués au niveau du trou stylo-mastoïdien.

OBSERVATION XVIII (PERSONNELLE)

Saturnisme. — Hystérie. — Perversion du sens génital. —
Paralysie faciale droite atteignant l'orbiculaire palpébral.
— Hémianesthésie droite, transfert de l'hémianesthésie.

La nommée Peg... Aimée, âgée de 25 ans, compositrice, entre le 9 novembre 1888 à la Charité dans le service du Dr Féréol, salle Cruveilhier, lit n° 12.

Antécédents héréditaires. — Père et mère morts de la poitrine.

Mère très nerveuse.

Sœur nerveuse morte également de la poitrine ; elle avait eu dans l'espace d'une dizaine d'années sept enfants tous morts à la naissance ou en bas âge.

Pas d'aliénés dans sa famille.

Antécédents personnels. — Réglée à 15 ans.

A 19 ans menstruation irrégulière, leucorrhée. A 16 ans, elle a un enfant qui vient à terme.

Elle nous raconte qu'elle est très impressionnable, ayant des colères violentes, pleurant et riant facilement.

Depuis longtemps elle a une sensation de boule qui lui monte à la gorge et qui l'étouffe.

Ce qui suit nous a été raconté spontanément par la malade et montre bien sa dégénérescence mentale. Jamais elle n'a eu de plaisir avec un homme, même pas avec un individu qu'elle aimait. A l'âge de dix ans, en voyant un jour des chiens pratiquant le coït, elle fut prise de tremblements et ne put résister au désir de se masturber. Elle éprouva une vive jouissance.

Depuis lors, chaque fois qu'elle voit ce spectacle, elle laisse ce qu'elle a à faire, et se masturbe jusqu'à ce qu'elle soit épuisée. Quand elle ne peut se satisfaire elle reste pâle, tremblante jusqu'à ce qu'elle retourne chez elle obsédée par cette vision mentale, et elle se livre alors à ses pratiques solitaires. Jamais aucune lecture ni conversation érotique ne lui a donné le moindre désir. Quelquefois elle a eu une véritable crise durant plusieurs jours et à mesure qu'avec le temps l'image mentale s'effaçait, ses jouissances étaient moins vives. Elle restait plusieurs jours, pâle, distraite, ayant même des lipothymies.

Il y a six mois elle a quitté la province à la suite de chagrins ; son nervosisme a augmenté.

Devient compositrice d'imprimerie. Elle a la mauvaise habitude de mettre toujours plusieurs caractères d'imprimerie dans sa bouche. Constipation, puis au bout d'un mois violente colique de plomb avec vomissements, constipation prononcée.

Elle dit que le médecin a vu quelque chose à ses dents et qu'il croyait même à une tentative d'empoisonnement tant les phénomènes étaient violents. Elle est restée un mois malade, on la purgeait ; on lui fit des piqûres de morphine et on lui donna du lait, puis de l'iodure de potassium.

Elle reprend son travail et remettant encore des caractères dans sa bouche, elle est reprise de constipation et a quelques légères douleurs.

Il y a un peu plus d'un mois, elle entre en transpiration dans une pièce dont les fenêtres étaient ouvertes et elle s'y revêt de ses vêtements de travail. Sensation de froid, quelques frissons même. Deux jours après en se levant elle se regarde dans une glace et voit sa figure de travers. Elle était atteinte d'une *paralysie faciale droite complète.*

Car son œil droit ne pouvait se fermer ; sa bouche était déviée à gauche, les aliments restaient dans le sillon gengivo-labial à droite, *Légères douleurs au devant de l'oreille* et le long de la branche montante du maxillaire.

Tout ce qu'elle mangeait lui semblait fade, elle ne sentait pas le goût du sel et salait ses mets à outrance. Il lui semblait qu'elle voyait moins bien de l'œil droit, pas d'épiphora.

La paralysie dure un mois, et a guéri sans traitement. On ne lui a fait que quelques frictions.

A cette époque se trouvant fatiguée, ayant des palpitations et des douleurs dans le ventre elle se décide à entrer à l'hôpital.

Examen à l'entrée. — Au repos, la face est bien droite; si elle fait la grimace, la commissure labiale est légèrement attirée à gauche. Les muscles du côté droit se contractent bien, mais leur action est moins forte que celle du côté gauche.

Elle ferme bien ses yeux.

Les muscles du côté droit répondent aussi bien à l'électricité faradique que ceux du côté gauche.

A l'examen de la sensibilité nous trouvons une hémianesthésie sensitivo-sensorielle de tout le côté droit du corps. Elle porte sur tous les modes de la sensibilité. On peut de ce côté la piquer elle ne sent rien et ne saigne pas. La sensibilité au chaud, au froid, au chatouillement, à l'électricité a disparu du côté droit. Pas de réflexe pharyngien.

La vue est plus faible à droite, rétrécissement du champ visuel, pas de polyopie. L'odorat est nul à droite, ni l'ammoniaque, ni l'eau de Cologne ne sont sentis.

Du sel déposé sur la langue n'est pas perçu du côté droit.

Ouïe très faible de ce côté.

Anesthésie de la muqueuse buccale et de la conjonctive.

Ovarie droite très nette (la malade est gauchère). Pas d'autre zone hystérogène. Pas de liséré saturnin.

De plus, elle a un corps fibreux utérin très volumineux, qu'on sent par le palper abdominal en relation avec l'utérus lorsqu'on pratique en même temps le toucher vaginal. Jamais de métrorrhagie. Constipation.

Rien dans les autres organes.

Elle a maigri depuis quelque temps.

15 novembre. Elle tombe comme une masse et reste inerte, elle a une sueur froide, des palpitations, des sifflements dans les oreilles et des battements dans les tempes. Puis elle a la sensation de boule qui remonte et l'étouffe. Alors elle se livre à de grands mouvements désordonnés. Cette attaque dure quelques minutes.

Elle entendait tout ce qui se passait autour d'elle.

Elle affirme que c'est la première attaque qu'elle ait jamais eue.

Nous remarquons une légère contracture de la lèvre supérieure gauche creusant comme une fossette à ce niveau. La langue est un peu déviée à gauche.

Le lendemain. Douche froide KBr., 2 gr.

Le 18 au soir. Application d'aimant. Elle passe la nuit à pleurer.

Le 19. L'anesthésie a diminué sur le membre inférieur droit.

Le 21. Le transfert s'est opéré, l'anesthésie est à gauche. La face seule a gardé son anesthésie à droite et sa sensibilité normale à gauche.

Le 23. Id. Nous nous apercevons que la contracture de la lèvre a aussi changé de côté, on voit la commissure *droite* élevée maintenant, la lèvre supérieure est plus ramassée et semble plus dure au toucher. La langue a sa pointe déviée à droite. L'anesthésie a aussi diminué à gauche.

Le 27. La sensibilité n'est plus qu'un peu affaiblie à gauche ; la face elle, est toujours restée complètement anesthésiée du côté droit, le côté gauche de la face ayant toujours gardé sa sensibilité.

Spasme glosso-labié persiste léger à droite.

Sort de l'hôpital quelques jours après dans le même état. On avait supprimé le bromure *et donné du valérianate* d'ammoniaque.

OBSERVATION XIX (PERSONNELLE, INÉDITE)

Ataxie locomotrice. — Paralysie faciale périphérique.

Kl..., Christine, âgée de 53 ans, couturière, entre le 8 août 1888 dans le service du Dr Féréol, elle est couchée au n° 15 de la salle Cruveilhier.

Antécédents héréditaires. — Son grand-père était devenu

persécuté après de mauvaises affaires, il croyait qu'on voulait le voler.

Sa sœur était très faible d'esprit.

Une sœur bien portante, obèse.

Une fille a des attaques d'hystérie, caractère très impressionnable.

Antécédents personnels. — Assez bonne santé antérieure. Variole dans enfance.

Ganglion suppuré du cou.

A 17 ans a sa fille, quitte sa famille et a de grands chagrins.

Elle n'est réglée pour la première fois qu'après son accouchement.

On la soigne pour une métrite.

Nie la syphilis.

Des accès de migraine commençent pour la 1re fois à 35 ans, ils reviennent souvent. Nausées, photophobie.

Elle a de grandes frayeurs pendant le siège de Paris ; elle passe plusieurs jours dans une cave, à partir de ce moment elle est devenue bien plus nerveuse.

Un an après elle a une attaque de rhumatisme articulaire généralisé.

Il y a 12 ans douleurs en ceinture.

Puis douleurs fulgurantes dans les membres inférieurs. Ces phénomènes ont persisté dès lors.

Depuis 1884 elle marche mal, en 1885 ses jambes sont si faibles qu'elle prend le lit et ne le quitte plus. Elle est soignée à cette époque par M. Féréol comme ataxique. Pilules de nitrate d'argent, Pointes de feu.

Au mois de juin de cette année elle se réveille un matin avec une *paralysie faciale gauche.* Dès ce jour la déviation était très marquée et portait sur la bouche, le nez ; elle ne pouvait plisser son front, son œil restait grand ouvert et sec.

Ce même jour se déclarent des bourdonnements d'oreille et des bruits de cloches. La surdité était complète pour l'oreille gauche.

Elle n'avait pu prendre froid, son lit n'était pas près d'une fenêtre.

Le matin en se levant elle n'avait senti aucune douleur, le soir même elle ressent de vives douleurs dans toute la moitié gauche de la tête et de la face, douleurs continues et avec redoublements, spontanées et au toucher. Le conduit auditif était très sensible au toucher.

Elle avait de ce côté une sensation de froid et d'engourdissement. Elle prétend que sa joue était plus froide et qu'elle ne sentait rien. M. Luys lui pinçait souvent la peau de la face et elle ne sentait rien.

Sa surdité a duré deux ans environ, alors l'ouïe est revenue peu à peu mais est restée plus faible de ce côté.

La paralysie de la face a duré *trois semaines* environ. On ne l'a pas électrisée, seulement lotions avec de l'alcool camphré.

En 1886. Abcès de la fesse droite après une application de pointes de feu.

M. Luys qui avait pris ce service l'a soignée comme ataxique.

Elle quitte l'hôpital en juillet de cette année et reste deux ans chez elle sans grand changement.

Elle éprouvait néanmoins de temps en temps, sous forme de crise revenant tous les huit ou quinze jours, des rougeurs de la face et de l'oreille gauches, avec une sensation de chaleur pénible. Elle avait en même temps des douleurs à la tête et à la nuque ainsi qu'une grande hyperesthésie du cuir chevelu. Ces crises duraient 2 ou 3 jours en moyenne.

Elle eut également à cette époque une crise génitale avec sensations très vives qui la réveillaient.

Actuellement. — Femme très cachectique.

Elle garde toujours le lit, elle ne peut marcher mais remue bien ses jambes. Absence absolue du réflexe rotulien.

Douleurs en ceinture, constrictives, fulgurantes des membres inférieurs. Depuis un an elle est devenue maladroite de ses mains et a de vives douleurs sur le trajet de ses nerfs cubitaux.

Pas de plaques d'anesthésie. Hyperesthésie au toucher de tout le crâne et la face.

Vue affaiblie, pupilles réagissent peu à la lumière. Jamais eu de diplopie ni ptosis.

Elle a eu il y a quelques années deux fois de la rétention d'urine. Actuellement rien de ce côté.

La malade nous montre un jour une grosseur du volume d'un petit œuf dans la région sous-maxillaire gauche.

Elle dit qu'elle a de très vives douleurs dans l'oreille gauche se propageant à la langue dans sa partie antérieure et gauche. Cette grosseur augmente au moment des repas. Elle a persisté deux jours et a disparu. Nouvelle crise le 28 novembre. La malade en a eu souvent en même temps que ses rougeurs du côté gauche de la face.

Les battements du cœur sont mal frappés, souffle systolique à la pointe.

Rien d'appréciable dans les autres organes. La malade est devenue morphinomane; on lui injecte f cent... de chlor-hydrate de morphine par jour.

OBSERVATION XX (RÉSUMÉE)

Observation de M. LETULLE. *Bulletin de la Société clinique* de 1878, p. 211.

Paralysie faciale a frigore avec névralgie faciale.

Homme de 28 ans, facteur, entre à l'hôpital le 3 avril. Anté-cédents pas notés.

Depuis un mois il est atteint d'une paralysie faciale droite, l'orbiculaire est atteint. Rien du côté de la langue, ni du voile du palais. Il n'a subi aucun traitement.

Douleur spontanée dans toute la moitié droite du crâne et de la face, douleur sourde continue, s'accompagnant par instant d'élancements peu violents, irradiés dans tous les tissus de la face paralysée.

Zone d'*anesthésie* légère occupant la région malaire, la joue et la plus grande partie de la région temporale droite.

D'autre part tous les *points douloureux* de Valleix sont

facilement trouvés; les plus sensibles à la pression sont le *sus orbitaire*, le *mentonnier* et le *condylien*.

Bourdonnements d'oreille, légère diminution de l'ouïe.

La sensibilité gustative et tactile de la muqueuse buccale est intacte.

En l'interrogeant sur les phénomènes qui avaient précédé sa paralysie, il apprend que la veille il s'était refroidi en faisant une longue course sous une pluie battante. Le lendemain en se réveillant il s'aperçoit de sa paralysie; *les douleurs débutent en même temps.*

Le courant faradique appliqué n'amène pas de contraction. Il est très douloureusement supporté.

5 avril. On commence l'application de courants continus faibles.

Le 10. Quelques mouvements volontaires.

Le 12. *Céphalée persiste* encore, mais les *douleurs* de la face ont presque entièrement disparu.

Le 18. Le malade ne souffre plus qu'au point *mentonnier.*

Il sort le 15 mai. L'amélioration a été progressive, il n'est pas tout à fait guéri. Voilà deux mois et demi que sa paralysie dure. La symétrie est presque absolue, mais les mouvements volontaires sont peu étendus dans le côté paralysé. La *sensibilité tactile* est encore un peu moins vive qu'à gauche, mais toute *douleur* a disparu.

En résumé, forme de gravité moyenne avec points douloureux et anesthésie, tous phénomènes sensitifs qui durent autant que les troubles de la motilité.

OBSERVATION XXI

Empruntée à M. CONSTANTIN PAUL, *Du traitement des paralysies rhumatismales par l'électricité,* Mémoire lu à la Société de thérapeutique le 9 juillet 1873 (obs. I, O. PAUL).

Mme de W. refroidissement intense.

Cinq jours après *douleur vague* dans la tête, et se sentait en particulier les *tempes serrées* comme dans un étau.

Le même jour paralysie complète avec altération du goût. Contractilité électrique à peine altérée, guérit au bout de six semaines d'électrisation par le courant faradique.

OBSERVATION XXII

Idem. Obs. II, CONSTANTIN PAUL.

Anna Z., 32 ans, est paralysée depuis six jours. Trois jours avant la malade avait été exposée à un courant d'air. Deux jours plus tard survenaient les douleurs, et le 3e la paralysie.

Les muscles réagissent aux excitations faradiques et galvaniques, la sensibilité électro-musculaire est exagérée. Guérie au bout de 20 séances.

OBSERVATION XXIII

Id. Obs. III. CONSTANTIN PAUL.

La faradisation ne provoque pas de douleur, la *galvanisation trouve la sensibilité exagérée*.

Guérison au bout d'un mois.

OBSERVATION XXIV

Id. Obs. III. CONSTANTIN PAUL.

Marius W., 18 ans. Paralysie gauche.

La sensibilité paraît être exagérée du côté gauche, car les courants galvaniques, de même que les courants d'induction, déterminent plus de douleur à gauche qu'à droite.

OBSERVATION XXV

Id. Obs. X. CONSTANTIN PAUL.

Un homme de 60 ans est atteint d'une paralysie faciale rhumatismale, qui dans les premiers jours, est accompagnée de *douleurs très violentes.*

Pendant un mois et demi, les courants induits furent employés sans succès. Neumann employa alors avec succès les courants continus.

Réaction de dégénérescence.

OBSERVATION XXVI

Id. Obs. XIV. CONSTANTIN PAUL. Empruntée à BENEDICT.

Jean F. 21 ans. Paralysie complète. Réaction légère de dégénérescence. Il a eu au début de la *céphalalgie frontale.*

OBSERVATION XXVII

Résumé des notes de MM. BLIN, CHARCOT fils et HENRI COLIN sur un malade présenté par M. CHARCOT à sa policlinique du 17 janvier 1888.

Malade de 33 ans. Hérédité nerveuse, a eu des contrariétés.

Sans avoir eu froid, sans cause appréciable il est pris un matin de paralysie faciale périphérique.

Quatre ou cinq jours avant il avait eu *très mal à la tête,* la *douleur siégeait surtout au front et à la joue.*

Examiné le 5e jour de sa paralysie, il ne souffre plus.

OBSERVATION XXVIII

Id. Résumé d'après les notes, etc. Policlinique du mardi 19 juin 1888.

Paralysie faciale douloureuse chez un garçon de 15 ans.

Antécédents : mère mélancolique.

Antécédents personnels : névropathe, agité la nuit, convulsions dans l'enfance.

Le matin, émotion, lavage forcé à l'eau froide.

D.   8

Le soir il ressent une *douleur* dans le *conduit auditif* et en même temps un *agacement des dents* du même côté.

A ce moment il ne pouvait déjà plus fermer l'œil droit. Mais c'est le lendemain seulement au réveil qu'il se voit défiguré. Donc douleurs et paralysie contemporaines. Mais les douleurs n'ont pas persisté et de plus le malade présente la réaction de dégénérescence et les muscles percutés sont agités de secousses fibrillaires. Il est vraisemblable alors que le cas sera grave.

OBSERVATION XXIX

Communiquée par M. le Dr LETULLE (1).

Asthme invétéré. — Zona du plexus cervical droit compliqué de paralysie du nerf facial du même côté. — Névralgie cervicale persistante. — Morphinomanie. — Etat névropathique.

Mme X..., 60 ans, est une névropathe atteinte depuis sa jeunesse d'asthme et de diverses manifestations eczémateuses. Elle fut prise, il y a 10 ans, au moment de la ménopause, de crises asthmatiques subintrantes pendant lesquelles une anorexie profonde la plongea dans un état d'inanitiation progressive, si grave et si prolongé qu'au bout de cinq à six semaines la mort était devenue imminente.

Un matin, une crise douloureuse éclate et s'accompagne de douleurs névralgiques formidables irradiant dans toute l'étendue du plexus cervical droit. Quarante-huit heures plus tard, une éruption de zona apparaissait généralisé à toute l'étendue de la moitié droite de la nuque et du cou et à l'épaule droite. Ce zona fut critique en ce sens que les accès d'asthme cessèrent sur le champ et que la malade revint à la vie.

Au bout de 15 à 16 jours, une paralysie du nerf facial droit se développa. Cette paralysie périphérique fut complète et totale,

---

(1) Voy. Discussion sur l'étiologie du zona. *Bullet. Soc. clin.*, décembre 1888.

le voile du palais fut atteint; il n'y eut pas de troubles de la sensibilité dans la sphère du trijumeau.

Depuis lors, la névralgie du plexus cervical s'établit d'une
manière permanente, à peine calmée quelques heures par l'u-
sage réitéré des injections de morphine. La paralysie de la
7ᵉ paire donna lieu à une rétraction progressive des muscles de
la face droite qui, aujourd'hui, s'accompagne d'un certain état
spasmodique passager du muscle orbiculaire des paupières,
tic partiel des paupières.

Le terrain pathologique sur lequel ces accidents se sont développés il y a déjà dix ans, est le plus bel exemple de neuro-
arthritisme qu'on puisse rencontrer. Mᵐᵉ X est une femme
éminemment nerveuse, impressionnable, et bien qu'elle n'ait
jamais eu de manifestations hystériques caractérisées, elle a
le tempéramment hystérique. D'autre part, elle a deux fils,
dont l'aîné est un arthrique renforcé, asthmatique, dyspeptique, hypochondriaque, le plus jeune est atteint d'ataxie locomotrice d'origine syphilitique. La descendance neuro-patholo-
gique est donc, dans ce cas, aussi complète que possible.

Observation XXX (personnelle, inédite)

Diphtérie. —Paralysie du membre inférieur gauche.
Paralysie faciale gauche.

Perdr... Eugénie, 3 ans, vient à la consultation de Cochin,
le 19 juillet 1884 dans le service du Dʳ Bucquoy.

Père et mère nerveux.

Très nerveuse elle-même, à la moindre contrariété a des
colères terribles, se jette par terre et reste quelquefois plusieurs minutes comme si « elle n'avait plus connaissance »
disent ses parents.

A eu une petite angine à l'âge de 6 mois. Vit dans un loge-
ment très humide situé sous un jardin, les murs suintent

l'hiver. Au commencement du mois de juin dernier, elle est prise de fièvre et de grande agitation, sa gorge lui fait mal. Le lendemain apparaît une tuméfaction du côté gauche du cou. Les jours suivants tous les phénomènes augmentent. La fièvre cesse au bout de quatre ou cinq jours. La tuméfaction devient bilatérale et considérable, plus marquée du côté gauche, elle siège dans la région parotidienne et descend un peu sur le cou, cette tuméfaction est douloureuse, il n'y pas de changement de coloration de la peau. La partie profonde d'une joue est très gonflée, dure, l'enfant s'en plaint, et sa mère se rappelle y avoir vu une « peau blanche ».

Le mal de gorge continue.

Après une purge l'enfant est prise de diarrhée pendant plusieurs jours. Elle pâlit et maigrit beaucoup.

Vers le cinquième jour de sa maladie, sa mère s'aperçut qu'elle faisait des grimaces, que sa bouche était déviée et que son œil gauche restait grand ouvert. Un médecin appelé dit que l'enfant avait une paralysie faciale et les « oreillons », il la purgea et lui donna du sulfate de quinine.

Quelques jours plus tard (la mère ne précise pas le moment), elle voit que sa fille ne peut remuer sa jambe gauche, elle veut la forcer à le faire mais la jambe ne peut être soulevée au-dessus du plan du lit. Mise debout elle chancelle et tombe, cette jambe restant inerte. Rien au bras correspondant. Cette paralysie ne dura que 3 ou 4 jours et disparut spontanément.

Pendant ce temps la tuméfaction disparut peu à peu, elle avait été visible pendant une quinzaine de jours. L'enfant a beaucoup maigri. Elle a peu d'appétit, mais elle n'a jamais eu de gêne pour s'alimenter.

La paralysie faciale seule persistait, elle alla à l'hôpital des Enfants et M. Rendu lui fit mettre un vésicatoire au devant de l'oreille, on l'électrisa deux fois. L'enfant se plaignit de souffrir de l'électricité. D'après sa mère pendant le passage du courant l'œil se fermait et les muscles de la face se contractaient.

La paralysie s'est un peu amendée. Le 19 juillet la mère nous conduit son enfant, et nous constatons une hémiplégie faciale très nette siégeant a gauche. Au repos la face est symétrique, ce n'est que l'œil qui paraît plus grand que l'autre qui attire notre attention et l'on voit alors que le sillon naso-labial gauche est un peu effacé.

Lorsque l'enfant pleure ou rit on voit que la commissure labiale est entraînée à droite assez fortement. Elle ne ferme que très incomplètement son œil qui reste à demi ouvert lorsqu'on lui ordonne de le fermer.

Les deux membres inférieurs paraissent aussi solides l'un que l'autre, les réflexes rotuliens sont peu prononcés des deux côtés.

Pas d'autres troubles. L'enfant est encore un peu pâle, sa mère nous dit qu'elle a beaucoup changé. Elle est gaie et vive.

Nous lui faisons l'application du courant faradique et nous constatons que la contractilité est très affaiblie dans le côté gauche. On lui fait deux ou trois séances courtes par semaine.

L'amélioration est très lente, et ce n'est qu'au milieu de novembre au moment où elle est presque guérie que la mère et l'enfant ne reparaissent plus à l'hôpital. A ce moment il y avait une très légère déviation de la face dans les mouvements et l'œil gauche ne se fermait pas encore tout à fait.

La contractilité faradique était égale des deux côtés.

Il y avait donc cinq mois environ que cette paralysie existait, et elle n'était pas encore bien guérie quand nous avons perdu de vue la malade.

Réflexions. — Quand nous avons pris cette observation, nous nous étions laissé influencer par l'opinion du médecin qui avait porté le diagnostic d'oreillons et comme il y avait près d'un mois que les autres phénomènes avaient cessé, quand nous avons vu l'enfant, nous ne pouvions reviser ce diagnostic, nous ne pensâmes même pas à la diphtérie et à interroger la mère dans ce sens.

Mais la « *peau blanche* » de la joue, la monoplégie crurale, passagère puis la paralysie faciale durable nous

semblent devoir être rapportés à la diphtérie. La paralysie
faciale périphérique n'est pas signalée parmi les accidents
des oreillons dans aucun des auteurs français que nous
ayons consultés ; Ch. Bell, seul parle des oreillons à l'étiologie de la paralysie faciale.

OBSERVATION XXXI

BERNHABDT. *Centr. für nervenheilk.*, 1" juin 1886. — Ueber idiopatischen
zungenkrampf.

Jeune garçon de 18 ans, a une sœur aliénée. Le reste de la
famille bien portante.

Au printemps de 1882, *Paralysie faciale* qui guérit bien.
L'été suivant il avait un chancre. A partir de ce moment il a
des baillements continuels et des mouvements involontaires et
convulsifs de la langue, qui cessent quand il parle ou mange.
Pas d'autres phénomènes nerveux. Ces accidents disparaissent
par l'usage d'antispasmodiques. Bernhardt croit à une névrose.

Conclusions.

I. — Il n'existe pas une paralysie faciale périphérique dite a frigore, mais des paralysies faciales périphériques dites a frigore.

II. — Dans un très grand nombre de cas, on constate l'existence d'une prédisposition nerveuse, comme le prouvent les antécédents personnels ou héréditaires, les cas de récidive ou d'hérédité similaire de la paralysie faciale.

III. — A défaut d'hérédité nerveuse, on trouve souvent une tare neuro-arthritique.

IV. — Le froid n'agit alors que comme cause occasionnelle (Neumann).

V. — Comme l'admet M. A. Fournier, dans l'ataxie il existe une paralysie faciale à caractères spéciaux, apparaissant presque toujours dans la période préataxique.

VI. — Il existe des paralysies de la face se montrant après un zona de la face ou du cou, plus rarement en même temps que lui.

VII. — La paralysie faciale est très rare dans les intoxications.

VIII. — Elle se montre quelquefois dans les maladies infectieuses telles que la diphtérie, le tétanos et la syphilis à sa période d'infection aiguë.

IX. — Elle paraît être due quelquefois à des maladies infectieuses mal déterminées.

X. — Certains faits nous font penser, que l'on pourrait dans quelques cas, accepter l'origine hystérique de la paralysie faciale périphérique.

XI. — L'existence ou l'absence de douleurs dans la paralysie faciale, n'a aucune valeur pronostique.

XII. — Il en est de même pour l'anesthésie, ou pour les troubles du goût qui peuvent l'accompagner.

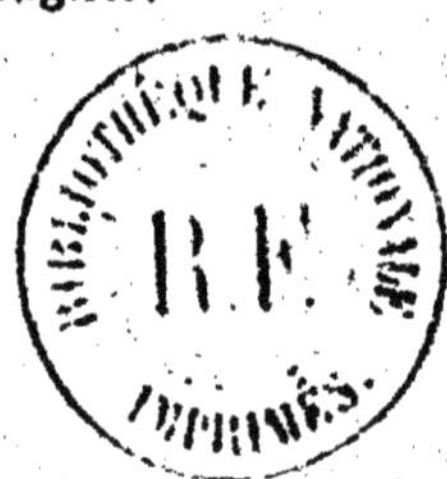

INDEX BIBLIOGRAPHIQUE

Bahuaud (d'Angers). — *Gaz. hôpitaux*, p. 582, 1863.

G. Ballet — *Revus de médec.*, 10 mai 1886.

Belin. — Th., Paris, 1888.

Ch. Bell. — *The nervous system of the human body.*

P. H. Bérard. — *Dict. en 30 vol, t. XII, 2ᵉ édit., 1835.*

Cl. Bernard. — Altér. du goût... *Arch. méd.*, 1844.

Bernard et Féré. — Troubles nerveux chez les diabétiques, *Archiv. neurol.*, 1882.

Bernhardt. — Beitr. zur Pathol. der sogennanten refrigeratorischen Facialislähmung *Berliner klin. Woch.*, 7 mai 1883.

— Beitr. zur Patholog. der peripherischen und spinalen Lahmungen, *Vichow Arch.*, 1878.

E. Blanc. — *Le nerf moteur oculaire commun, ses paralysies.* Th., Paris, 1886.

Bouchard. — *Mal. par ralent. de nutrition.*

Borel. — Affections hystériques des globes oculaires. *Arch. d'optalm.*, nov., déc., 1886, janv., fév. 1887, nov., déc, 1888.

Brissaud. — *Des paralysies toxiques.* Th. agr., 1886.

Carre (d'Avignon). — *Ataxie locom.*, 1865.

Charcot. — Leçons du mar. recueillies par MM. Blin, Charcot, Colin. 7 fév. 1888, 17 janv. 1888, 20 nov. 1888, 10 avril 1888.

Charcot et Cotard. — Névrite du plexus cervical. Zona du cou. *Mém. Soc. biol.*, 1885.

Cormack. — *Clinic. studies.*

Déjerine. — *Soc. biolog.*, 7 août 1884.

— *Hérédité dans les malad. du syst. nerveux.* Th. agr., 1886.

Deleau. — *Bullet. Acad. médec.*, 27 déc. 1836, 30 juin 1857.

Dictionnaire en 30 vol., XII, art. Face.

Dict. encyclop. des sc. méd., art. Facial (Troisier).

Dict. de méd. et chirurg. prat., art Face (Gintrac).

Duchenne de Boulogne. — *Electris. localisée.* 3ᵉ éd.

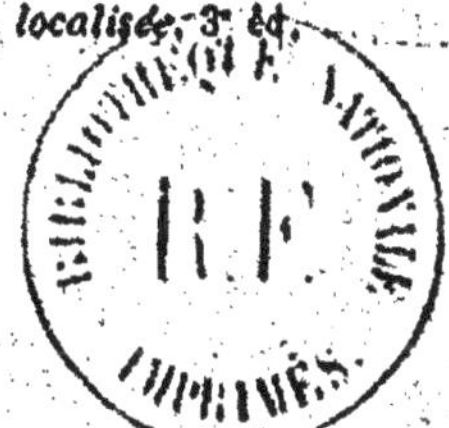

Dreyfous. — *Pathog. et accid. nerveux du diabète.* Th. agr., 1883.

Eichhorst. — *Handb. der special. pathol. and Therap. fur pret. arzte.* 1887.

Erb. — *Handbuch der Krankeiten des nervensystems*, p. 446, 1874.

Eulenburg. — *Lehrbuch der fonctionellen nervenkr.*, p. 506,507.

Féré. — La famille nevropathique. *Arch. neur.* I:84.

Fischer. — *Berl. K. Woch.* p. 561, août 1886.

Foucher. — *De la contracture secondaire des muscles de la face.*

A. Fournier. — *Leçons sur la période préal. du tabes.*

Grasset. — *Malad. du système nerveux*, 3ᵉ édit.

Garrod. — *Traité de la goutte.* Trad. Charcot-Olivier, 1867, p. 582.

Greenough. — *Journ. of cutan. med and diseases of the skin by* Eras, Wilson, october 1868.

Grisolle. — *Pathol. int.*, 3ᵉ édit. 1848.

Gros et Lancereaux. *Traité des affect. nerveuses syphil.*

Gubler. — *Paralysies alternes*, 1857.

Güterbock. — *Arch. f. kl. chirurg.*, ch. XXX, p. 835, 1884.

Henoch. — *Traité clin. des mal. des enfants.* Trad. fr., p. 190.
— *Vorlesungen über kinderkr.*, 1887, p. 227.

Hybord. — *Zona ophtalmique.* Th., Paris, 1872.

Jaccoud. — *Leçons de clin. méd. à la Pitié.*

Joffroy. — *Arch. phys.*, p. 170, 1882.

Junin. — *De l'étiol. héréd. de la paral. fac.* Th. Paris, 1887.

Kapozi. — Trad. fr., T. I, p. 421.

Landolt. — *Troubles de la vision dans l'hémiplégie saturnine. Annales d'ocul.*, 1881.

Landouzy. — *Paralysies dans les malad. aiguës.* Th. agr., 1880.
— *Zona. Semaine médicale*, 20 sept. 1883.

Lecorché. — *Traité du diabète*, 1877.
— *Traité de la goutte*, 1884.

Letulle. — *Saturnisme et hystérie.*
— *Arch. phys.* 1882.
— *Bulletin Soc. cliniq.* 1875.

Leval-Picquechef. — *Des pseudo-tabes.* Th. Paris, 1885.

Lumbroso. — *Lo sperimentale.* Nov.-Déc. 1886.

Marty. — *Gaz. hôp.*, p. 473, 1863.

Möbius. — Ueber recidivir. Facialislahmung. *Erlenmeyers centr. für Nervenheilk.*

Neumann (E.). — *Arch. neurol.*, 1887-1888 ; nᵇˢ 40 et 45.

Paul (Constantin). — *Soc. thérap.*, juillet 1874.

Potain. — *Gaz. des hôpitaux.* 1881.

Remy (Ch.) et Villar. — *Gaz. hôp.*, 11 déc. 1888.

Roche. — Rapport *Bull. Acad. méd.*, 20 déc. 1857.

Seligmüller. — *Jahrb. f. Kinderh.*, XII, p. 31° 1878.

Stephan. — *Revue médec.*, 10 juillet 1888.

Straus. — *Acad. des sciences* 1879. *Gaz. méd.*, 1880, n° 2, 3, et 5.

Struempell. — *Berl. Kl. Woch.*, sept. 1886, p 611.

Tanquerel des Planches. — *Malad. saturnines*, 1839, t. II, p. 71.

Terrillon et Schwartz. — *Rev. chirurg.*, 10 janv. 1888.

Trousseau. — *Clin. médic.*

Testaz. — *Paralysie doulour. de la septième paire.* Th., Paris, 1887.

Ughi. — Abol. du goût par suite paral. fac. *Gaz. méd.* Paris, 1865, p. 805.

Voigt. — *Petersburger med. Woch.* 1884.

Vulpian. *Arch. physiol.*, p. 252, 1872.

Weber. — *Boston med. and surgery journ.*, 8 fév. 1878. Abol. in *Rev. des sc. méd.*, t. XII, p. 145.

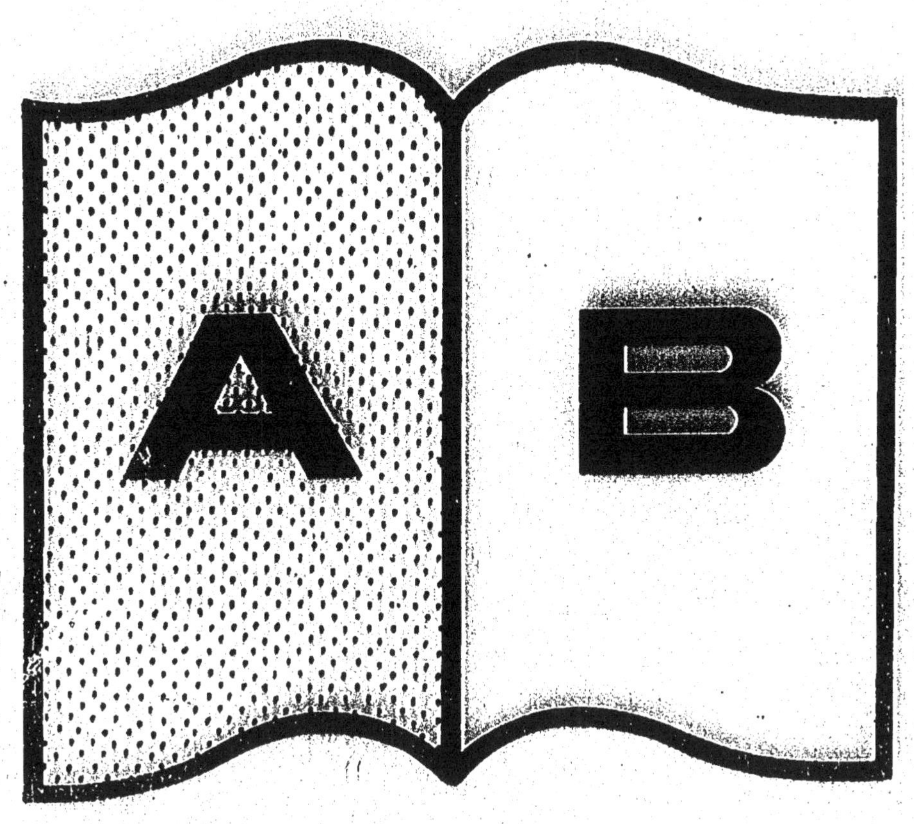

Contraste insuffisant

NF Z 43-120-14